Carlos García-Escovar
Daniela García-Endara
Mariano Traverso-Alvarado

Diagnostic et adhésion au traitement du diabète sucré

Carlos García-Escovar
Daniela García-Endara
Mariano Traverso-Alvarado

Diagnostic et adhésion au traitement du diabète sucré

La régulation complexe de la glycémie
postprandiale est liée à de multiples facteurs...

ScienciaScripts

Imprint

Any brand names and product names mentioned in this book are subject to trademark, brand or patent protection and are trademarks or registered trademarks of their respective holders. The use of brand names, product names, common names, trade names, product descriptions etc. even without a particular marking in this work is in no way to be construed to mean that such names may be regarded as unrestricted in respect of trademark and brand protection legislation and could thus be used by anyone.

Cover image: www.ingimage.com

This book is a translation from the original published under ISBN 978-620-2-10564-4.

Publisher:
Sciencia Scripts
is a trademark of
Dodo Books Indian Ocean Ltd. and OmniScriptum S.R.L publishing group

120 High Road, East Finchley, London, N2 9ED, United Kingdom
Str. Armeneasca 28/1, office 1, Chisinau MD-2012, Republic of Moldova, Europe
Printed at: see last page
ISBN: 978-620-5-55605-4

LE DIAGNOSTIC ET L'ADHÉSION AU TRAITEMENT DU DIABÈTE SUCRÉ, 2022.

" La régulation complexe de la glycémie postprandiale est liée à de multiples facteurs, tels que : la composition des repas, l'action des hormones gastro-intestinales et des enzymes digestives " Carlos Alberto García-Escovar[1] MD. MSc. PhD, Ruth Daniela García-Endara[2] Esp. MD, Mariano Fernando Traverso-Alvarado[3] MD, Esp., 152 étudiants de la faculté des sciences de la santé de l'ULEAM[4][a][b][c][d].

[1] Professeur de la faculté des sciences de la santé de l'Universidad Eloy Alfaro de Manabí. https://orcid.org/0000-0003-2436-9497
carlosg.garcia@uleam.edu.ec servimedgarcia@gmail.com
[2] Spécialiste en gériatrie, Master en diabète de l'Université Austral de Buenos Aires. Argentina. https://orcid.org/0000-0001-9619-3158
danigarcia18_@hotmail.com
Spécialiste en imagerie diagnostique. https://orcid.org/0000-0002- 5768-4779
mariano_tra@hotmail.com
[4] Les étudiants de la faculté des sciences de la santé.

[a] 43 étudiants de Physiopathologie I, 4ème semestre parallèle A, carrière médecine. (Alcivar Pinargote Liz Magdiel, Barreiro Landázuri Patherson Carlos, Burgos Alava Ángelo Emmanuel, Cando Suarez Yomara Anahí, Catuto Villegas Melanie Elizabeth, Cedeño Gallardo Nahomi Nayeska, Cevallos Macias Maika Thailys, Chávez Cobeña Paola Mishelle, Chico

Rivadeneira Nathaly Mishell, Dávila Solorzano Ariana Melina, Delgado Alava Maria Fiorella, Farias Alcivar Maria Denisse, Farias Suarez Pierina Anthonella, Garcia Gamboa Cristopher Freddy, Garcia Mera Eimy Sabrina, Guastay Zúñiga Nayeli Alexandra, Leones Mendoza Maybeth Valentina, Márquez Palacios Ana Rachell, Mendieta Saavedra Luis David, Mendoza Marcillo Lourdes Monserrate, Menéndez Mendoza Maria Emilia, Menéndez Sabando Julixa Anaid, Mera Romero Cristhoper Nahín, Mero Rivera Dangely Dennis, Moreira Baque Carlos Jesús, Muñoz Moreira Maite Marina, Muñoz Zambrano Mariuxi Lisbeth, Pallaroso Rivas Gissela Stephania, Peñafiel Carreño Edgar Josué, Pérez Molina Gabriel Alejandro, Pico Macias Tamara Anayansi, Ramírez Paul Sebastián, Reina Faubla Jonathan Daniel, Rivadeneira Bodero Sheyla Briceyda, Sabando Delgado Alani Carla, Sisalema Sisalema Leslie Selena, Triviño Quijije

Carlos Adrián, Tumbaco Baque Darlyn Enrique, Vargas Parraga Nicole Andreina, Vergara Lucas Dolores Jamileth, Villavicencio Saltos Jennifer Stefanía, Villigua Quijije Jonathan Rafael, Zambrano Yugcha Dorelis Yadira.)
[b] 32 étudiants de Physiopathologie I, 4ème semestre parallèle C, carrière de médecine. (Bravo Mambel Melanie Dayana, Castillo Delgado Steva Stefanía, Castro Mendieta Genesis Pamela, Chompoy Salazar Andy David, Delgado Alonzo Albert Josué, Fernández Macias Elda Leonor, Freire Benítez Michelle Alejandra, Garcia Arteaga Shirley Nohelia, Gavilanes Alcivar Leonela Katherine, Guatumillo Chuez Erick David, Intriago Aguayo José Andres, Intriago Cevallos Ángel Adrián, Intriago Tuarez José Andres, Loor Delgado Alisson Brigitt, Macias Lascano Nallely Maholy, Macias Ramos Cinthia Nicole, Medranda Moreira Martha Kaela, Mendoza Vera Erick Duberlly, Meza Ruiz Lisseth Alexandra, Moran Alcivar Melisa Fernanda, Moreno Zambrano Jorge Isaac, Parraga Murillo Gema Laura, Parraga Sánchez Erick Santiago, Pazmiño Loor Briggitte Aileen, Ponce Galarza Carmen Nicolle, Quiroz Vera Denny Andres, Salcedo Baque Helen Nicole, Sánchez Molina Cristhian Michael, Vera Parraga Nathaly Lucero, Yasig Lucero Elmer Stalyn, Zambrano Campoverde Damaris Jamileth, Zambrano Domínguez Gabriela Isabel).[c] 38 étudiants de physiopathologie II, 5e semestre parallèle A, Faculté de médecine. (Bermúdez Rivera Carol Virginia, Cajas Vega Sumaya Nicole, Coello Troncoso Erick Jordy, Delgado Rivera Alisson Dayana, Diaz Aveiga Aida Daniela, Garcia Guaitara Byron Sebastián, Garcia Villacreses Nexar Arián, Govea Galarza Sthephany Julissa, Hidalgo Saldarriaga Brittany Joan, Loor Vélez Damaris Nicole, Marcillo Choez Katherine Belén, Marmolejo Olvera Mayra Alejandra, Mena Burgos Jhoyce Natasha, Mero Chávez Edison José, Molina Abad Alisson Lisbeth, Molina Gorozabel Corina Nohemy, Moreira Muñoz Maibelin Mayerli, Moya Cueva Alisson Nebraska, Muñoz Bermeo Luis Ángel, Palacios Rosado Enrique Josué, Peñarrieta Cedeño Medeline Julissa, Pincay Cedeño Heidi Nicol, Ponce Vergara Jennifer Tais, Reyna Delgado Karol Valentina, Rivadeneira Rojas Roxanna Stefany, Rodríguez Ponce Arianna Stefanía, Sáenz Mera Carla Ariana, Saltos Vélez Maria Alejandra, Solorzano Cobeña José Julián, Solorzano Fernández Estefanía Madelen, Solorzano Pinargote Maria Magdalena, Triviño Reyes Milenka Jahaira, Vaca Rodríguez Margarita Isabel, Valdivieso Vélez Ingrid Yaleska, Vera López Nayely Monserrate, Vera Vera Robinson Steven, Zambrano Cedeño Angie Doménica, Zambrano Ochoa Emely Daniela.)
[d] 39 étudiants de Physiopathologie II, 5e semestre parallèle B, carrière en médecine (Almeida Aguirre Hania Milena, Alonzo Saltos Nahomi Jamilet,

Basurto Soza Giomara Jessenia, Caicedo Castro Alisson Nicolle, Carrillo Sabando Iván Patricio, Cedeño Zambrano Robin Jesús, Delgado Valle, Almeida Aguirre Hania Milena, Alonzo Saltos Nahomi Jamilet, Basurto Soza Giomara Jessenia, Caicedo Castro Alisson Nicolle, Carrillo Sabando Iván Patricio, Cedeño Zambrano Robin Jesús, Delgado Valle Ivana Karina, Espinel Loor Wendy Cristina, Fernández González Antony Roosevelt, Franco Casanova Paul Andres, Garcia Bustos Carla Lizbeth, Intriago Alcivar Damary Yuviry, Iturralde Zamora Israel Aníbal, Karpite Zambrano Damaris Sohey, Macias Garcia Valeria Nicole, Macias Tubay Naydely Xeomara, Mejía Bravo Maria José, Mera Zambrano Daleska Nallely, Moreira Vera Nayeli Isabel, Moreno Armendáriz Lourdes Lorena, Orlando Rodríguez Maria Antonella, Palma Mera Almy Auxiliadora, Palma Palma Yelitza Arianna, Parraga Ramírez Bryan Leonardo, Pinargote Vera Kelelin Mayely, Quiñones Zabaleta Greysa Andreina, Realpe Ponce Luis Alejandro, Rivadeneira Alava Angie Nicole, Rodríguez Mojena Amanda, Rodríguez San Lucas Niurka Yusipina, Romero Cedeño Lady Stefany, Santander Alcivar José Jair, Solorzano Castro Roque Adrián, Velásquez Cevallos Luis Ernesto, Vera Moreira Maria Belén, Villamil Acosta Heidy Nayely, Zambrano Alonzo Alexis Xavier, Zambrano Caballero Simey Desiré, Zamora Prieto Alayán Gabriel.)

RÉSUMÉ

Lorsque nous voulons savoir si nous sommes diabétiques, nous pensons que la mesure de la glycémie à jeun est la première chose à faire ; cependant, il se peut que, même si le résultat est normal, la glycémie postprandiale, deux heures après l'ingestion d'une charge de 75 g de glucides, soit élevée, et que notre patient souffre alors de diabète sucré 2. Il faut se rappeler qu'un patient a une glycémie normale lorsque le taux de glycémie à jeun pendant au moins 8 heures est compris entre 60 et 100 mg/dl et si elle est comprise entre 100 et 110 mg/dl on dit qu'il a un syndrome métabolique ou un pré-diabète et lorsqu'elle est supérieure à 110 mg/dl on dit qu'il a un diabète sucré 2. Si un patient a moins de 110 mg/dl à jeun ; mais avec une insuline très élevée, ce qui signifie que le pancréas fait un grand effort pour maintenir une glycémie normale, causée par une résistance à l'insuline, nous vérifions cela avec une formule pour calculer le HOMA et s'il est supérieur à 2,5 alors ce patient a une résistance à l'insuline. Il y a un retard dans le diagnostic et une faible adhésion au traitement dans toutes ses exigences, mais la situation socio-économique et culturelle de la communauté équatorienne empêche l'adhésion effective au traitement diététique, à l'exercice physique et aux médicaments, et pire encore, le diagnostic précoce. Nos résultats concluent que dans cet échantillon de 740 sujets, 56,2% sont des femmes et 43,8% des hommes. Dans l'échantillon, la maladie coronarienne était présente dans 15,9 % des cas, l'insuffisance cardiaque dans 19,8 % des cas, la maladie cérébro-vasculaire dans 3,9 % des cas et la maladie artérielle périphérique dans 5,5 % des cas. En ce qui concerne les complications, les maladies cardiaques étaient présentes dans 37,2 % des cas, les maladies rénales dans 22 % des cas, les maladies visuelles dans 48,9 % des cas, la dyslipidémie dans 35,4 % des cas, l'hypertriglycéridémie dans 41,8 % des cas, les douleurs articulaires dans 67,4 % des cas, les infections urinaires dans 45,7 % des cas. En ce qui concerne l'adhésion au traitement pharmacologique, 44,7 % des personnes n'ont pas adhéré à la Metformine, 45,1 % n'ont pas adhéré au régime alimentaire et 63,8 % n'ont pas adhéré à l'exercice.

Mots clés : diabète, syndrome métabolique, glycémie, insuline.

CONTENU

INTRODUCTION

Il ne suffit pas, pour savoir si un patient est atteint de diabète sucré de type 2, de demander un test de glycémie à jeun, il se peut que le patient contrôle encore sa glycémie à jeun et que, lorsque nous demandons un test postprandial, c'est-à-dire après l'ingestion d'une charge glucidique et deux heures après cette ingestion, nous refassions le test de glycémie, il se peut que celle-ci soit élevée et que ce patient soit déjà atteint de diabète sucré de type 2. Nous disons qu'un patient a une glycémie normale lorsque le taux de glycémie à jeun pendant au moins 8 heures est compris entre 60 et 100 mg/dl et s'il est compris entre 100 et 110 mg/dl, nous disons qu'il a un syndrome métabolique ou un prédiabète et lorsqu'il est supérieur à 110 et que ce test a été plus d'une fois supérieur à 110, nous disons qu'il a un diabète sucré de type 2. Mais pas seulement cela, mais lorsque les patients sont testés pour le sucre après deux heures d'une charge de glucose, cette charge doit être de 75 grammes, donc il n'est pas bon pour le laboratoire de leur dire d'aller prendre un petit déjeuner et de revenir, ça ne marche pas, il faut que ce soit 75 grammes pour que ce ne soit pas aléatoire parce que si je dis à quelqu'un d'aller prendre un petit déjeuner, un bon petit déjeuner peut consommer moins de 75 grammes de glucose ou plus et alors le résultat peut être faux, de plus quand je demande ce test le patient doit être au repos après avoir utilisé la charge de glucose, il y a des petites bouteilles avec des petites queues, certains jus sont les 75 grammes que les laboratoires doivent avoir et là assis pendant deux heures pour qu'il n'y ait pas de consommation de glucose et je reçois le mauvais test, alors jusqu'à 140 est normal, après deux heures entre 140 et 180 nous disons que le patient a une perte de glucose et plus de 180 nous disons que le patient a le diabète sucré de type deux même si la glycémie à jeun est normale, regardez le problème et beaucoup de fois nous faisons le test de glycémie à jeun et nous disons comment il est bon, nous félicitons le patient et lui donnons même une accolade, mais ce n'est pas comme ça, nous devons évaluer le patient pour voir s'il a aussi ce qu'on appelle un syndrome métabolique, un pré-diabète, et nous disons que s'il a entre 100 et 110 à jeun et entre 140-180 postprandial deux heures, il y a un pré-diabète, mais ce n'est pas suffisant, il se peut que le patient ait moins de 110 à jeun ; mais le taux d'insuline est très élevé, c'est-à-dire que le pancréas fait de gros efforts pour maintenir une glycémie normale. Il existe une formule avec laquelle on calcule l'homéostasie de l'insulinorésistance, c'est-à-dire si la quantité d'insuline que le patient a à jeun est en accord avec la glycémie : on multiplie la quantité de glycémie à jeun en milligrammes par la quantité d'insuline en unités et on divise par 409 ; et si le résultat est supérieur à 2,5, alors ce patient présente une insulinorésistance. Les statistiques ont montré qu'il y a plus de personnes qui se compliquent, ont des crises cardiaques et meurent avec une hyperglycémie postprandiale qu'avec une hyperglycémie à jeun. En diminuant l'osmolarité, bien que si nous avons un gradient plus faible, cela n'a pas d'importance car si le glucose diminue, il reste plus de sodium et l'osmolarité du sang est maintenue car le sodium ou le potassium augmente quelque peu. De plus, dans le plasma, la pression hydrostatique augmente par rapport à la pression colloïdosmotique. Ensuite, il doit y avoir un gradient adéquat dans le sang pour qu'il puisse passer dans le liquide céphalo-rachidien, si la glycémie descend en dessous de 60 mg/dl, il ne passe pas facilement dans le liquide céphalo-rachidien, rappelez-vous que les neurones n'ont pas de glycogène et que l'apport de glucose ne dure que quelques minutes, c'est pourquoi le manque de glucose est plus sensible que le manque d'oxygène ; lorsque cela se produit, le foie initie la néoglycogenèse. Il s'avère que la glycémie postprandiale peut être plus dangereuse à cause de la néoglycogenèse, l'insuline permet l'entrée du glucose avec le GLUT qui est la protéine transporteuse, mais si l'insuline vient se coupler à ce domaine permettant le passage ; mais il s'avère qu'il y a des patients qui ont un syndrome métabolique qui est très fréquent chez Manabi ; pour cette raison, ces personnes ont une prédisposition à souffrir de diabète, le fait que certaines d'entre elles présentent une obésité centrale, qu'elles veulent manger tout le temps n'est pas un hasard, probablement cette condition est liée au syndrome métabolique ; ces patients ont dormi toute la nuit, ils n'ont pas mangé pendant huit heures et ils se lèvent le matin sans désir de manger, probablement c'est une conséquence du syndrome métabolique et seulement au milieu de la matinée ils veulent prendre un petit déjeuner, enlevant la mauvaise habitude, nous parlons d'une mauvaise habitude. physiologiquement que ce patient a reçu des apports en glucose toutes les deux heures la nuit par le biais de la néoglycogenèse et par l'apport en glucose du dernier repas qu'il a pris la veille (Garcia & Garcia, 2023).

JUSTIFICATION

Selon l'INEC en Équateur, le diabète a été signalé comme la deuxième cause de mortalité ; entre 2014 et 2015, il était la première cause de décès chez les femmes et la troisième, chez les hommes au cours de 2016 à 2017, une année au cours de laquelle 4 895 personnes sont mortes de cette maladie. Cependant, on constate un retard dans le diagnostic et une mauvaise adhésion au traitement dans toutes ses exigences. Bien que l'Équateur se soit aligné sur les recommandations et les objectifs proposés par l'OMS à travers le Plan d'action mondial pour la prévention et le contrôle des maladies non transmissibles (MNT), le Plan régional pour les maladies non transmissibles (MNT) de l'Organisation panaméricaine de la santé (OPS), en plus de s'engager à atteindre les objectifs du Programme de développement durable pour l'année 2030 pour la réduction d'un tiers de la mortalité prématurée due aux MNT. Mais la situation socio-économique et culturelle de la communauté équatorienne empêche l'observance effective du traitement diététique, physique et médicamenteux, et pire encore, le diagnostic précoce. Les critères recommandés pour le diagnostic de cette maladie sont les suivants : symptômes de diabète plus une mesure aléatoire de la glycémie > 200 mg/dl à n'importe quel moment de la journée ; une glycémie à jeun supérieure ou égale à 126 mg/dl ; une glycémie supérieure ou égale à 200 mg/dl 2 heures après une surcharge ; et une glycémie supérieure ou égale à 200 mg/dl 2 heures après une surcharge. 75 grammes de glucose oral ; hémoglobine glycosylée (HbA1c supérieure ou égale à 6,5 %). L'ADA recommande d'inclure l'hémoglobine glycosylée (HbA1C) comme test ayant une valeur diagnostique pour le diabète sucré si ses valeurs sont d'au moins 6,5 % ou plus à deux reprises. Cette recommandation se fonde sur les conclusions du comité d'experts qui s'est réuni à cette fin et qui ont été publiées en juin 2009.5 Ce comité comprenait également des représentants de l'EASD et de la FIL, bien que ni l'EASD ni l'Organisation mondiale de la santé (OMS) n'aient jusqu'à présent soutenu la recommandation. La justification de la décision concernant les points de coupure basés sur les mesures de glucose a été leur capacité à prédire l'apparition de complications spécifiques au diabète, en particulier la rétinopathie. La même raison est maintenant invoquée pour inclure un taux d'HbA1C de 6,5 % ou plus comme point de coupure pour le diagnostic. Une série de données épidémiologiques démontre une relation entre le taux d'HbA1C et le risque de rétinopathie similaire à celle démontrée pour les seuils correspondants de glycémie basale (BG) et de glycémie 2 h après une épreuve de surcharge orale en glucose (OGTT). L'ADA n'avait auparavant pas recommandé l'utilisation de l'HbA1C pour le diagnostic du diabète, principalement en raison du manque de standardisation du test. Toutefois, elle affirme aujourd'hui que les mesures de l'HbA1C sont déjà hautement standardisées et que ses résultats peuvent être appliqués uniformément dans le temps et dans les populations. Le test doit être réalisé à l'aide d'une méthode certifiée par le National Glycohemoglobin Standardization Program et normalisée ou extrapolée à partir du Diabetes Control and Complications Trial. L'HbA1C présente plusieurs avantages par rapport au glucose plasmatique à jeun, notamment une plus grande commodité puisqu'il n'est pas nécessaire d'être à jeun, une plus grande stabilité préanalytique et moins de perturbations pendant les périodes de stress et de maladie. Ces avantages doivent être mis en balance avec son coût plus élevé, la disponibilité limitée de ce test dans certaines régions des pays en développement et la mauvaise corrélation entre l'HbA1C et le glucose moyen chez certains individus. En outre, le taux d'HbA1C peut être trompeur chez les patients atteints de certaines formes d'anémie et d'hémoglobinopathies. Pour les patients atteints d'une hémoglobinopathie, mais dont le volume des globules rouges est normal, comme dans le cas de la drépanocytose, un test d'HbA1C doit être utilisé sans interférence des hémoglobines anormales. Dans les situations où le volume des globules rouges est anormal, comme la grossesse ou l'hémolyse et les anémies ferriprives, le diagnostic de diabète doit être posé sur les seuls critères de mesure du glucose. Les critères établis pour le diagnostic du diabète basé sur le glucose (glycémie à jeun et glycémie 2h après la SOG) restent valables. Les patients atteints d'hyperglycémie sévère, tels que ceux présentant des symptômes classiques d'hyperglycémie ou de crise hyperglycémique, continueront à être diagnostiqués lorsqu'un GP de 200mg/dl ou plus est trouvé de manière fortuite (Elsevier, 2022).

CADRE THÉORIQUE

En ce qui concerne la régulation de la glycémie, qui est un substrat énergétique vital puisque le Système Nerveux Central en dépend presque entièrement, le cerveau ne concentre pas le glucose puisque les neurones ont très peu de réserve de glycogène et nécessite la protéine transporteuse du glucose (GLUT) ; d'autre part la régulation de la sécrétion d'insuline est celle qui permet la concentration de glucose dans le sang, où la stimulation de la sécrétion libère, outre l'insuline qui est le principal régulateur, de la proinsuline qui assure la production continue de cette hormone du métabolisme ; le glucose est transporté vers la cellule β par la protéine GLUT 2 pour être phosphorylé par la glucokinase et métabolisé. Le processus de sécrétion de l'insuline n'est pas complètement élucidé ; cependant, il est lié à l'activation par la voie de traduction de l'ARN, aux signaux mitochondriaux, à la fermeture des canaux K sensibles à l'ATP et à l'entrée du calcium dans le cytoplasme des cellules β. La sécrétion d'insuline est liée au gène qui la code et qui est situé sur le bras court du chromosome 11. La proinsuline a une chaîne de 86 acides aminés (AA) ; ensuite, le clivage du peptide de liaison ou peptide C (CP) génère une molécule à double chaîne de 51 AA qui est l'insuline. La proinsuline et l'insuline se trouvent dans des granules de stockage et la stimulation de la sécrétion libère des quantités équimolaires d'insuline et de C-peptide qui est faiblement métabolisé dans le foie ; et de petites quantités d'insuline et de C-peptide sont libérées par le foie. de la proinsuline vers la porte d'entrée pour être métabolisée dans le foie ; le PC est donc le marqueur le plus précis de la sécrétion d'insuline endogène. Tout cela produit une courbe biphasique sur l'insuline préformée et néoformée ; où l'ampleur de la décharge dépend du degré d'hyperglycémie et de la voie d'accès glycémique. La meilleure réponse insulinique au glucose est celle qui est administrée par voie orale, plutôt que par voie intraveineuse, en raison de la sécrétion de peptides intestinaux amplificateurs de réponse tels que : le glucagon like I et le polypeptide inhibiteur gastrique. Après les événements post-sécrétion de l'insuline vers la veine porte, 50% est éliminé lors du premier passage à travers le foie ; la concentration d'insuline dans la veine porte est 2 à 4 fois plus élevée que dans la circulation périphérique, tout ceci est d'une transcendance pour le traitement par insuline. Concernant l'action de l'insuline dans les tissus cibles par l'intermédiaire de récepteurs spécifiques dans le foie, les muscles et les adipocytes. Ce récepteur de l'insuline est un hétérodimère composé de : deux chaînes α, deux chaînes β et des ponts disulfures. Les sous-unités alpha sont extracellulaires dans lesquelles l'insuline est liée, les sous-unités bêta traversent la membrane cellulaire et peuvent être phosphorylées par des résidus dans le cytoplasme de sérine, thréonine et tyrosine. L'activité de la protéine kinase dans la sous-unité B est essentielle à la fonction du récepteur. Le métabolisme cellulaire du glucose est assuré par les enzymes de la voie glycolytique ; dans ce processus, le pyruvate est un produit clé qui entre dans le cycle de l'acide tricarboxylique (TCA) qui est métabolisé par plusieurs molécules d'ATP. En la matière, la plupart des cellules peuvent stocker le glucose sous forme de glycogène (glycogenèse) et peuvent scinder le glycogène en glucose (glycogénolyse). En outre, la glucose 6 phosphatase, indispensable pour libérer le glucose dans la circulation, n'est présente que dans le foie et les muscles. Dans le cas du métabolisme de l'insuline et des lipides, la synthèse du glycogène par le foie est stimulée ; toutefois, si le glycogène hépatique est supérieur à 5 % de la masse du foie, la néoglucogenèse est suspendue, la production d'acides gras augmente, ce qui facilite l'entrée du glucose dans l'adipocyte, stimule l'accumulation de graisse et amène les cellules à oxyder préférentiellement les glucides au lieu des acides gras pour fournir de l'énergie.Les effets de l'insuline sur les glucides : elle facilite l'entrée du glucose dans les tissus cibles, stimule la formation de glycogène, diminue la glycémie, la diminution de la glycémie diminue la sécrétion d'insuline et les réserves de glucose sous forme de glycogène fournissent au cerveau des niveaux constants de glucose. Les effets de l'absence d'insuline dans le foie suspendent la synthèse du glycogène, les enzymes responsables de la glycogénolyse stimulées par l'absence d'insuline et la présence de glucagon sont activées. En outre, l'insuline stimule l'absorption cellulaire des acides aminés, augmente la perméabilité de nombreuses cellules au potassium, au magnésium et aux phosphates. Les maladies liées à la carence en insuline dans le diabète sucré peuvent être dues à un manque de production d'insuline ou à une action insuffisante de l'insuline. Il existe deux principaux types de diabète sucré : le type 1 et le type 2.Le diabète sucré de type 1. Également appelé diabète sucré insulinodépendant (DID) ; il est dû à la destruction des cellules β par une destruction principalement auto-immune de la même dans laquelle la thérapie de remplacement de l'insuline (IRT) contrôle les effets de la condition et son bon contrôle diminue les effets indésirables à long terme.Diabète sucré de type 2. Également appelé diabète sucré non insulino-dépendant, il débute par un syndrome de résistance à l'insuline dans lequel un traitement de substitution à l'insuline (TSI) n'est généralement pas nécessaire. Un traitement à base de régime, d'exercice, de sécrétagogues et/ou d'agents antihyperglycémiques est indiqué. La toxicité de l'hyperglycémie et de l'hyperlipidémie entraîne l'épuisement du pancréas, ce qui conduit à l'IRT.Améliorer les soins et la promotion de la santé dans les populations - Veiller à ce que les décisions de traitement soient prises en temps opportun, sur la base de lignes directrices fondées sur des données probantes, qu'elles incluent un soutien social communautaire et qu'elles soient prises en collaboration avec les patients en fonction des préférences individuelles, des pronostics, des comorbidités et de considérations financières éclairées.Aligner les approches de la gestion du diabète sur le modèle de soins chroniques. Ce modèle met l'accent sur les soins en équipe centrés sur la personne, sur les approches intégrées de traitement à long terme du diabète et des comorbidités, ainsi que sur la communication et la fixation d'objectifs en collaboration permanente entre tous les membres de l'équipe. Les systèmes de soins devraient faciliter les soins en équipe, en incluant dans l'équipe des personnes ayant une expertise et une expérience de la gestion du diabète, et l'utilisation de registres de patients, d'outils d'aide à la décision et de l'engagement communautaire pour répondre aux besoins des patients. Évaluer le maintien des soins de santé liés au diabète à l'aide de données métriques fiables et pertinentes afin d'améliorer les processus de soins et les résultats en matière de santé, en prêtant attention aux coûts des soins. Évaluer l'insécurité alimentaire, l'insécurité du logement/le fait d'être sans abri, les obstacles financiers et le capital social/le soutien social communautaire afin d'éclairer les décisions en matière de traitement, en orientant les patients vers les ressources communautaires locales appropriées. Fournir aux patients un soutien à l'autogestion par des coachs de santé non professionnels, des navigateurs ou des agents de santé communautaires, le cas échéant. Classification et diagnostic du diabète - A1C. Pour éviter les erreurs de diagnostic, le test A1C doit être effectué selon une méthode certifiée par le NGSP et normalisée pour le test DCCT (Diabetes Control and Complications Trial). Une discordance marquée entre les taux d'A1C mesurés et les taux de glucose plasmatique devrait soulever la possibilité d'une interférence du dosage de l'A1C et envisager l'utilisation d'un dosage sans critère d'interférence ou de la glycémie plasmatique pour diagnostiquer le diabète. Dans les conditions associées à une altération du rapport entre l'A1C et la glycémie, telles que les hémoglobinopathies, y compris la drépanocytose, la grossesse (deuxième et troisième trimestres et la période post-partum), le déficit en glucose-6-phosphate déshydrogénase, le VIH, l'hémodialyse, une perte de sang ou une transfusion récente, ou un traitement à l'érythropoïétine, seuls les critères de la glycémie plasmatique doivent être utilisés pour diagnostiquer le diabète (voir les autres conditions qui altèrent le rapport entre l'A1C et la glycémie ci-dessous pour plus d'informations). Il convient d'assurer un apport suffisant en glucides (au moins 150 g/jour) pendant les trois jours précédant le test de tolérance au glucose par voie orale pour le dépistage du diabète. Le dépistage présymptomatique du diabète de type 1 à l'aide de tests de dépistage qui détectent les auto-anticorps contre l'insuline, l'acide glutamique décarboxylase (GAD), l'antigène 2 des îlots de Langerhans ou le transporteur 8 du zinc est actuellement recommandé dans le cadre d'une étude de recherche ou peut être considéré comme une option pour un premier dépistage. parents de grade supérieur d'un proband atteint de diabète de type 1. Le développement et la persistance d'autoanticorps multiples contre les îlots de Langerhans constituent un facteur de risque de diabète clinique et peuvent servir d'indication pour une intervention dans le cadre d'un essai clinique ou d'un dépistage du diabète de stade 12.Le dépistage du prédiabète et du diabète de type 2 par une évaluation informelle des facteurs de risque ou par un calculateur de risque validé doit être effectué chez les adultes asymptomatiques. Le dépistage du prédiabète et/ou du diabète de type 2 doit être envisagé chez les personnes asymptomatiques chez les adultes de tout âge qui sont en surpoids ou obèses (IMC ≥25 kg/m2 ou ≥23 kg/m2 chez les Américains d'origine asiatique) et qui présentent un ou plusieurs facteurs de risque.Pour tous les individus, le dépistage doit commencer à l'âge de 35 ans.Si les tests sont normaux, il est raisonnable de répéter le dépistage à des intervalles d'au moins 3 ans plus tôt en cas de symptômes ou de changements dans le risque (ex, prise de poids). Pour dépister le pré-diabète et le diabète de type 2, la glycémie à jeun, la glycémie sur 2 heures pendant l'épreuve de tolérance au glucose par voie orale de 75 g et l'A1C sont appropriées. Lorsque le test de tolérance au glucose par voie orale est utilisé comme test de dépistage du diabète, il convient d'assurer un apport suffisant en glucides (au moins 150 g/jour) pendant les 3 jours précédant le test. Chez les personnes atteintes de prédiabète et de diabète de type 2, identifier et traiter les facteurs de risque de maladie cardiovasculaire. Un dépistage du prédiabète et/ou du diabète de type 2 basé sur le risque doit être envisagé après le début de la puberté ou après l'âge de 10 ans, selon la première éventualité, chez les enfants et les adolescents en surpoids (IMC ≥ 85e percentile) ou obèses (IMC ≥ 95e percentile) et présentant un ou plusieurs facteurs de risque de diabète. (Se reporter au tableau 2.4 pour le classement des preuves des facteurs de risque). Les personnes séropositives doivent faire l'objet d'un dépistage du diabète et du prédiabète par une mesure de la glycémie à jeun avant de commencer un traitement antirétroviral, au moment de changer de traitement antirétroviral, et 3 à 6 mois après le début ou le changement de traitement antirétroviral. Si les résultats de l'évaluation initiale sont normaux, la glycémie à jeun doit être contrôlée chaque année (Rojas J., 2022).

CADRE MÉTHODOLOGIQUE

Sujet de l'étude : Relation significative entre les soins de santé de la population, le diagnostic précoce du diabète sucré et l'adhésion au traitement. Approche théorique (paradigme, méthode) : Épidémiologie critique. Description de l'objet de l'étude : L'objet de l'étude est l'analyse du diagnostic précoce et de l'adhésion au traitement du Diabète Mellitus dans la population correspondant aux noyaux familiaux liés aux étudiants de l'ULEAM pendant la période 2022 (2). 2022. Type d'étude : observationnelle, analytique et transversale. Conception de la recherche : Conception non expérimentale, transversale. Technique de collecte des données : Considérations éthiques : Consentement libre, préalable et éclairé. Le consentement libre, préalable et éclairé est le document par lequel les personnes, les familles ou les communautés autorisent l'intervention qui fait l'objet de la recherche. Il est important de noter que le consentement se réfère non seulement à la personne elle-même, mais aussi aux biens et services qui peuvent être modifiés par l'intervention, même si cette modification est temporaire ; en outre, les chercheurs et les sujets doivent comprendre que l'autorisation peut être suspendue, résiliée ou annulée à tout moment. Pour le développement Un formulaire de consentement a été préparé pour cette étude, qui a été dûment expliqué et rempli par chacun des participants. Pour le développement Un formulaire de consentement a été préparé pour cette étude, qui a été dûment expliqué et rempli par chacun des participants. Instrument. Feuille d'enregistrement des variables des utilisateurs ou des citoyens en général : Cette information a été recueillie par les étudiants de physiopathologie I du 4ème semestre parallèle A et C ; physiopathologie II du 5ème semestre parallèle A et B de l'ULEAM. Au moyen d'Excel 365, deux feuilles interconnectées ont été activées, l'une pour les formules et l'autre pour recueillir l'information requise des citoyens qui correspond à la feuille d'enregistrement des variables. Ce tableau de variables comprend des informations d'affiliation telles que : l'âge, l'origine ethnique, la résidence habituelle, les maladies dues aux complications du diabète sucré (maladies cardiaques, maladies rénales, maladies oculaires, maladies visuelles, cancer de la vessie, fractures osseuses, dyslipidémies, hypertriglycéridémies, pancréatites, douleurs articulaires, candidoses vaginales, hypotension artérielle, infections des voies urinaires, maladies des extrémités (pied diabétique), hypoglycémie, acidocétose diabétique). Maladies chroniques antérieures (Alzheimer, autres démences, arthrite, asthme, cancer, dyslipidémies, hypertriglycéridémies, BPCO, maladie de Crohn, mucoviscidose, épilepsie, maladies cardiaques, VIH/SIDA, troubles de l'humeur (bipolaires, cyclothymiques et dépression), syndrome de Cushing, hyperthyroïdie, sclérose en plaques, maladie de Parkinson, autres). Signes cardiorespiratoires (fréquence cardiaque, fréquence respiratoire, pression artérielle). Antécédents, signes et symptômes associés (antécédents familiaux, prédisposition génétique, consommation d'aliments et de boissons sucrés, sédentarité, augmentation de la soif, augmentation des mictions, augmentation de l'appétit, fatigue, vision trouble vision trouble, engourdissement ou picotement dans les mains ou les pieds, ulcères non cicatrisés, surpoids ou obésité, perte de poids inexpliquée perte de poids inexpliquée, problèmes cardiaques). Hyperglycémie pendant la grossesse sans diagnostic préalable de diabète. Diagnostic définitif (pas de diabète, diabète sucré de type 1, diabète sucré de type 2, diabète gestationnel, syndrome métabolique). Diagnostic de laboratoire du diabète (100 à 110 mg/dL à jeun et avant chaque repas, Plus de 126 mg/dL à jeun et avant chaque repas, 140 à 180 mg/dL deux heures après avoir mangé ou ingéré 75 g de glucose, Plus de 180 mg/dL deux heures après avoir mangé ou ingéré 75 g de glucose, Moins de 5.7% d'hémoglobine glycosylée à jeun (HbA1c), De 5,7% à 6,4% d'hémoglobine glycosylée à jeun (HbA1c), De 6,5% d'hémoglobine glycosylée à jeun (HbA1c), Autoanticorps). Adhésion au traitement indiqué pour le diabète (Metformine ou autre sensibilisateur, Antidiabétique oral, Insulinothérapie, Diététique, Exercice), Quelle activité avez-vous pendant la journée (ménage, étude en face à face ou à distance, travail en face à face ou télétravail), Données anthropométriques (poids, taille, indice de masse corporelle).

<h1 style="text-align:center">ÉNONCÉ DU PROBLÈME</h1>

En ce qui concerne la régulation complexe de la glycémie postprandiale, il est essentiel de comprendre que l'ampleur des variations de la glycémie dépend de multiples facteurs : composition du repas, action des hormones gastro-intestinales et des enzymes digestives, sécrétion d'insuline, augmentation ou inhibition de la production hépatique de glucose et absorption périphérique de glucose. Lorsque l'on parle de bilan énergétique, c'est-à-dire de la relation entre l'apport énergétique et la consommation d'énergie, on parle de découplage entre l'apport calorique et la consommation calorique, tout cela génère des signaux provenant du tissu adipeux qui peuvent agir au niveau du cerveau en diminuant l'appétit.Dans le pancréas qui est une glande à sécrétion mixte qui est constituée de 2 types de tissus : (a) Exocrine qui est plus abondante, avec un canal qui se déverse dans le duodénum et produit un liquide ambré contenant des enzymes digestives ; et b) endocrine qui est circonscrite aux îlots de Langerhans, qui ne représentent que 2 % du tissu pancréatique, mais reçoivent 10 à 15 % du flux sanguin pancréatique, qui est innervé par des neurones qui modulent la sécrétion d'insuline et de glucagon, tant par le système sympathique que parasympathique ; ces signaux nerveux génèrent des sécrétions endocrines importantes dans la régulation de la glycémie. Le tissu endocrinien produit des hormones telles que l'insuline, le glucagon, la somatostatine et une variété d'autres peptides importants d'origines et de fonctions différentes ; ces hormones sont notamment les suivantes :

• La ghréline, produite dans la muqueuse gastrique et les cellules nonβ-pancréatiques, circule liée au HDL.

• Oxyntomoduline du processus pro-glucagon dans les cellules L intestinales.

• Peptide YY d'origine gastro-intestinale.

• La cholécystokinine, produite dans la partie supérieure de l'intestin grêle.

• Glucagon-like peptide.

• Polypeptide insulinotrophique dépendant du glucose, produit dans l'intestin proximal.

• Amyline, produite dans les cellules β, sécrétée avec l'insuline en réponse au glucose.

• La leptine est produite dans le tissu adipeux, l'hypothalamus, l'hypophyse, le placenta, les muscles squelettiques, l'épithélium gastrique et le sein ; elle augmente en fonction du tissu adipeux et produit la satiété.

•Adiponectine, produite dans le tissu adipeux blanc ; sensibilise à l'insuline.

•La résistine est le facteur spécifique du tissu adipeux.

•Le neuropeptide Y, produit dans les neurones du plancher du troisième ventricule, stimule l'appétit.

•Mélanocortines, dérivées du processus hypothalamique de la POMC ; régulent l'appétit.

La morphophysiologie du pancréas nous apprend que le sang veineux se draine directement vers le foie par la veine porte ; en outre, le pancréas endocrine possède trois principaux types de cellules qui synthétisent, stockent et sécrètent : le α Glucagon, le β Insuline et le δ Somatostatine, également les cellules F produisent le polypeptide pancréatique. Les cellules α et δ sont situées en périphérie, tandis que les cellules β sont centrales et représentent plus ou moins 6% du total. Enfin, tout cela se passe dans les granules sécrétoires du cytoplasme qui sont les composants intracellulaires habituels : réticulum endoplasmique rugueux, complexe de Golgi et microtubules.

FORMULATION DU PROBLÈME

Le diabète sucré (DM) est une maladie chronique liée à la difficulté de l'organisme à utiliser le glucose par les cellules ; d'autre part, le pancréas est une glande qui produit des substances qui digèrent les aliments dans l'intestin grêle, dans le duodénum ; il produit également des hormones comme l'insuline qui permet l'entrée du glucose dans les cellules, il produit également une autre hormone appelée glucagon qui provoque la satiété ou la perte d'appétit lorsque nous avons suffisamment de glucose dans les cellules. Les gens disent que j'ai un taux de sucre élevé qui me fait grossir, d'autres disent que j'ai un sucre qui fait grossir. Voici donc la première question que se pose la personne à qui l'on diagnostique cette terrible maladie : quel type de diabète ai-je ? Lorsque nous voulons analyser le diagnostic et l'adhésion au traitement du diabète sucré, c'est-à-dire atteindre et maintenir une glycémie aussi proche que possible de la normale, cela permet d'éviter le développement et la progression des complications de cette terrible maladie. En outre, nous devons nous rappeler que l'hyperglycémie postprandiale est davantage associée aux événements cardiovasculaires mortels et non mortels que l'hyperglycémie à jeun.

Selon l'OPS, le diabète touche la population équatorienne à des taux de plus en plus élevés. Selon l'enquête ENSANUT, la prévalence du diabète dans la population âgée de 10 à 59 ans est de 1,7%. Cette proportion augmente à partir de 30 ans, et à l'âge de 50 ans, une personne sur dix dans la population est atteinte de diabète. Les Équatoriens ont déjà le diabète. Une alimentation malsaine, la sédentarité, l'abus d'alcool et le tabagisme sont les quatre facteurs de risque directement liés aux maladies non transmissibles, dont le diabète. L'enquête ENSANUT montre que la prévalence de l'obésité augmente dans tous les groupes d'âge. 3 enfants sur 10 en âge scolaire sont en surpoids ou obèses. Un enfant d'âge préscolaire sur quatre est petit pour son âge et le pourcentage de personnes en surpoids a doublé au cours des trois dernières décennies. Entre 19 et 59 ans, deux Équatoriens sur trois sont en surpoids ou obèses, ce qui constitue un grave problème de santé publique.

Hypothèse

• Il existe une relation significative entre la faiblesse des soins de santé de la population, le diagnostic précoce de l'HT et l'adhésion au traitement.

Objectifs

Objectif général

• Analyser le diagnostic précoce et l'adhésion au traitement du diabète sucré.

Objectifs spécifiques

1. Établir le diagnostic précoce du diabète sucré.
2. Analyser l'adhésion au traitement du diabète sucré.

MATÉRIAUX ET MÉTHODES

Étude descriptive transversale, avec analyse des cas et des témoins. Participeront les sujets présentant des troubles du métabolisme glucidique de l'environnement liés à la physiopathologie ; les étudiants de la carrière de médecine de la Faculté des sciences de la santé de l'ULEAM. Le formulaire prédéfini sera appliqué. Les variables indépendantes suivantes seront étudiées : groupes d'âge, sexe, résidence habituelle, maladies chroniques antérieures, complications du diabète, diagnostic du diabète sucré et du syndrome métabolique ; et adhésion au traitement de ces pathologies.

Opérationnalisation des variables

<table>
<tr><td colspan="4">Objectif général :
Analyser le diagnostic précoce et l'adhésion au traitement du diabète sucré.</td></tr>
<tr><td>Objectifs spécifiques</td><td>Variables</td><td>Dimensions</td><td>Indicateurs</td></tr>
<tr><td>Établir le diagnostic précoce du diabète sucré.</td><td>Diabète sucré : diagnostic précoce</td><td>Maladie métabolique due au diabète sucré</td><td>Maladies chroniques causées par le diabète sucré</td></tr>
<tr><td>Analyser l'adhésion au traitement du diabète sucré.</td><td>Diabète sucré : Adhésion au traitement</td><td>Niveau d'adhésion au traitement</td><td>Surveillance de la glycémie et de l'hémoglobine glycosylée (HbA1c)</td></tr>
</table>

ÉTHIQUE

Consentement libre, préalable et éclairé : dans cette étude, ce consentement doit être donné aux personnes âgées sélectionnées (annexe 1).Le consentement libre, préalable et éclairé est le document par lequel les individus, les familles ou les communautés donnent leur autorisation à l'intervention qui fait l'objet de la recherche. Nous devons comprendre, tant les chercheurs que les sujets de recherche, que ce consentement se rapporte non seulement à l'individu lui-même, mais aussi aux biens et services qui peuvent être modifiés par l'intervention, même si cette modification est temporaire ; en outre, les chercheurs et les sujets doivent comprendre que l'autorisation peut être suspendue, résiliée ou annulée à tout moment (OMS). Restitution de l'information : Une fois le processus de diagnostic terminé, je m'engage à remettre à la population étudiée toutes les informations obtenues chez chaque patient, avec l'orientation appropriée pour qu'elles puissent être utilisées au bénéfice des patients eux-mêmes et de leur environnement familial et social.Cette information sera délivrée sous forme de rapports écrits ; cependant, par le biais d'autorisations expresses, ces rapports seront remis aux professionnels de la santé du MSP pour le suivi correspondant, en gardant la possibilité autorisée de réaliser les suivis nécessaires, mais avec le consentement préalable et renouvelé des patients majeurs, si nécessaire.Ce retour d'information ne sert pas seulement à bénéficier au patient, mais aussi à renforcer le lien avec les sujets de l'étude, ce qui nous permettrait de planifier les interventions nécessaires à une date ultérieure. En ce qui concerne les principes bioéthiques, ils sont arbitraires, car étant fondamentaux, universels et généraux, ils ne font pas de discrimination par rapport aux cultures et aux idiosyncrasies. Cependant, c'est ce que nous avons de mieux pour vivre en paix et dans le respect des autres. Le respect de l'autonomie fait référence à : " Une personne autonome est une personne qui prend des décisions concernant sa propre vie, en accord avec sa propre vision du monde " (Vélez 2011, 166). Il existe deux réalités : les personnes en tant qu'agents autonomes et les personnes en perte d'autonomie. Le principe de non-malfaisance fait référence à : l'obligation éthique de ne pas nuire. " Primun non nocere ", c'est-à-dire " D'abord ne pas nuire " (Vélez 2011, 167). Le principe de bienfaisance fait référence au fait qu'il s'agit non seulement de respecter leurs décisions autonomes, mais aussi d'assurer leur bien-être. Le principe de justice fait référence à "Le principe de justice affirme que tous les êtres humains ont des droits égaux pour obtenir ce qui est nécessaire à leur plein développement" (Vélez 2011, 167).

22

DIABÈTE SUCRÉ

Morphophysiologie du pancréas endocrine

(Tiré littéralement de : "Physiologie physiologique,   4° Edition. Chapitre 77 : Pancréas endocrine". 2010. Fernández-Tresguerres J. A., et al).

Le pancréas est un organe qui remplit à la fois des fonctions exocrines et endocrines. Le pancréas exocrine est23 esponsable de synthétiser, stocker et sécréter diverses enzymes digestives. Autour de cet ensemble de canaux et d'acini, qui constituent le pancréas exocrine, se trouvent de petites associations de cellules endocrines spécialisées qui sont organisées en îlots pancréatiques ou îlots de Langerhans (figure 77-1). Chaque îlot possède un réseau capillaire fin et est encapsulé par du collagène. Un pancréas adulte contient environ un million d'îlots. Ce nombre d'îlots varie de 250 000 à 1 750 000 ; leur diamètre est d'environ 150 µm, et ils sont plus nombreux vers la queue du pancréas, bien qu'ils soient répartis dans tout l'organe.

Figure 77-1

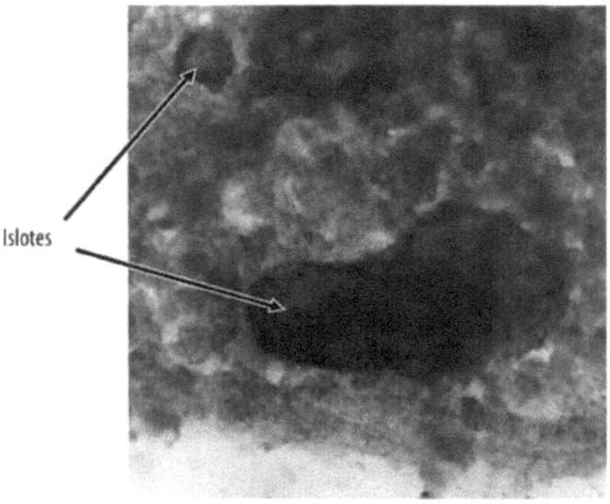

Fuente: Jesús A. Fernández-Tresguerres: *Fisiología humana*, 4e: www.accessmedicina.com
Derechos © McGraw-Hill Education. Derechos Reservados.

Les îlots de Langerhans du pancréas sont des groupes de cellules situés entre les masses glandulaires exocrines. Ils produisent quatre types de Ils sont au moins des sécrétions endocrines et sont innervés par des fibres sympathiques et parasympathiques qui régulent cette sécrétion. Selon les espèces, les îlots constituent environ 5 à 20% de la masse des cellules pancréatiques chez les mammifères adultes. La taille de ces îlots varie fortement en fonction de la région du pancréas dans laquelle ils sont situés ; ils comptent entre 5 000 et 18 000 cellules endocrines de différents types. Les cellules bêta (β) (cellules B). Ils produisent et libèrent l'insuline, une hormone qui régule le niveau de glucose dans le sang (en facilitant l'utilisation du glucose par les cellules et en éliminant l'excès de glucose qui est stocké dans le foie sous forme de glycogène). Elles produisent également de la TRH et constituent environ 70 % des cellules des îlots de Langerhans. Cellules alpha (α) (cellules A). Ces cellules synthétisent et libèrent le glucagon. Le glucagon augmente le taux de glucose dans le sang en stimulant la formation de cet hydrate de carbone à partir du glycogène stocké dans les hépatocytes. Il a également un effet sur le métabolisme des protéines et des graisses. La libération de glucagon est inhibée par l'hyperglycémie. Elles représentent entre 10 et 20% du volume des îlots de Langerhans et sont distribuées de manière périphérique.Cellules Delta (δ) (cellules D). Elles constituent environ 5 % des cellules des îlots de Langerhans. Ils produisent la somatostatine, une hormone censée réguler la production et la libération d'insuline par les cellules β, ainsi que la production et la libération de glucagon par les cellules α. Les cellules PP produisent du polypeptide pancréatique. On ne trouve que des traces dans ces cellules. Les cellules Epsilon (ε). Ils poussent l'estomac à produire et à libérer l'hormone ghréline. Ces cellules endocrines représentent 60 % des cellules des îlots de Langerhans. Les hormones produites par ces cellules sont libérées dans la circulation sanguine et transportées vers le foie et le reste de l'organisme par la veine porte. Le reste est constitué de cellules nerveuses endothéliales et de cellules du tissu conjonctif, notamment des fibroblastes et des macrophages. En outre, les cellules des îlots de Langerhans contiennent des métalloprotéinases, de la métallothionéine, des kinases cyclines dépendantes, des facteurs de croissance analogues à l'insuline (IGF) et d'autres peptides et enzymes. Par conséquent, la fonction de l'îlot n'est pas seulement de sécréter de l'insuline et d'autres hormones pancréatiques, mais peut être considérée comme un organe complexe dont la mission principale est de maintenir l'homéostasie du glucose. L'organisation de ces cellules varie d'une espèce à l'autre, mais on peut dire qu'en général, les cellules A et D se trouvent à la surface, entourant les cellules B situées au centre de l'îlot. Chez l'homme, les gros vaisseaux divisent l'îlot en unités, chacune d'entre elles étant constituée d'une unité centrale entourée de cellules A et D (figure 77-2).

Figure 77-2

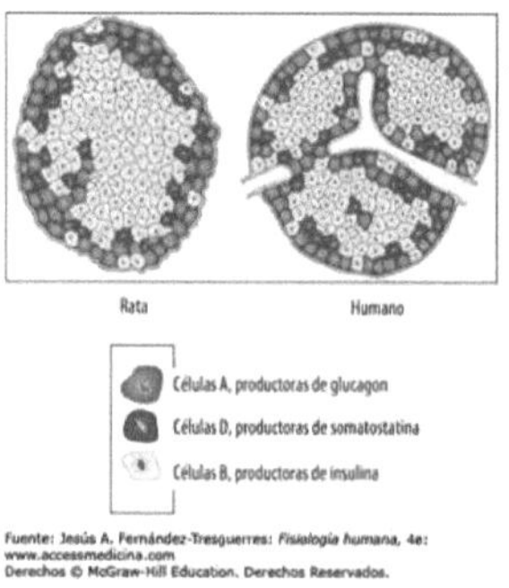

Fuente: Jesús A. Fernández-Tresguerres: *Fisiología humana*, 4e:
www.accessmedicina.com
Derechos © McGraw-Hill Education. Derechos Reservados.

Chez l'homme et d'autres espèces, il a été établi que la composition des cellules endocrines ainsi que leur distribution dans les îlots de Langerhans sont différentes entre les différentes régions du pancréas en fonction de leur embryologie, de leur vascularisation, du type de cellules exocrines et de leur contenu en hydrolases. La proportion de cellules B est plus faible dans les îlots de la zone ventrale (17%) par rapport aux îlots de la zone dorsale (74%). La région périphérique des deux types d'îlots contient des cellules productrices de polypeptide pancréatique, de glucagon et de somatostatine. Dans les îlots de la zone ventrale, les cellules productrices de polypeptides pancréatiques représentent un pourcentage beaucoup plus élevé du nombre total de cellules endocrines par rapport aux cellules A productrices de glucagon. Dans le cas des îlots de la zone dorsale, c'est le contraire qui se produit. Le nombre de cellules D productrices de somatostatine est du même ordre de grandeur pour les deux types d'îlots. Cette répartition des cellules endocrines des îlots n'est pas aléatoire et suggère une possible interrelation fonctionnelle entre les différents types de cellules. On suppose que l'activité des cellules B dans les îlots de Langerhans ventraux et dorsaux pourrait être influencée par les différences de concentrations locales d'hormones sécrétées par les autres cellules endocrines ou par des communications directes entre cellules endocrines voisines. Ces différentes proportions entre les cellules endocrines pourraient être altérées dans certains cas comme la pancréatite chronique. Des différences ont également été constatées dans la sécrétion et la biosynthèse d'insuline entre les îlots de la région ventrale et dorsale sous des concentrations stimulantes de glucose (et non dans des conditions basales), ainsi qu'une augmentation de ces deux paramètres dans les îlots de la région dorsale, riches en glucagon, par rapport à ceux de la région ventrale, riches en polypeptide pancréatique. Les hormones pancréatiques jouent un rôle fondamental dans la régulation du métabolisme des nutriments dans l'organisme ; leur rôle le plus connu est le maintien de l'homéostasie du glucose. L'organisme a besoin que la glycémie varie le moins possible. Les hormones responsables du maintien de la glycémie sont l'insuline et le glucagon. Ces deux hormones sont considérées comme les principales hormones régulatrices de l'homéostasie métabolique car elles fluctuent continuellement en réponse au schéma alimentaire quotidien (Figure 77-3).

Figure 77-3

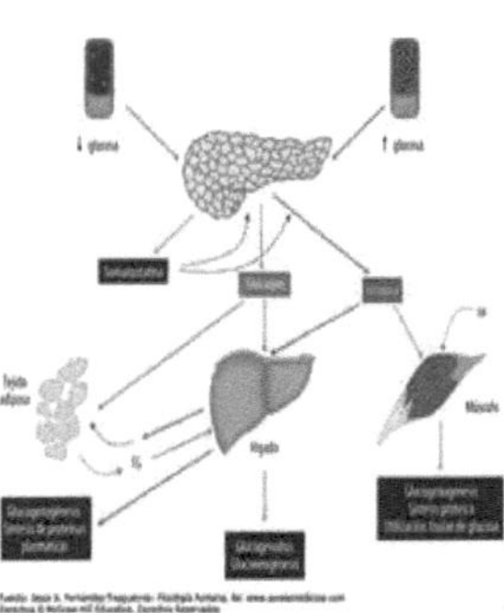

L'insuline est la principale hormone anabolisante qui favorise le stockage des nutriments : stockage du glucose sous forme de glycogène dans le foie et les muscles, conversion du glucose en triglycérides dans le foie et son stockage dans le tissu adipeux, ainsi que l'absorption des acides aminés et la synthèse des protéines dans les muscles squelettiques. Il augmente également la synthèse hépatique de l'albumine et d'autres protéines sanguines. En outre, l'insuline favorise l'utilisation du glucose par les tissus.Le glucagon agit pour maintenir la disponibilité du carburant en l'absence de glucose exogène. Elle stimule la libération du glucose à partir du glycogène hépatique (glycogénolyse) et sa formation (gluconéogenèse) à partir d'acides lactiques et aminés et, conjointement avec la baisse de l'insuline, elle induit la mobilisation des acides gras à partir des triglycérides du tissu adipeux pour fournir une source alternative de carburant.L'insuline est la première hormone polypeptidique dont la structure et la séquence d'acides aminés ont été connues au milieu des années 1950-1959. Elle a été initialement identifiée comme un facteur pancréatique qui soulage l'hyperglycémie chez les chiens et les humains diabétiques.Du point de vue structural, il s'agit d'une petite protéine globulaire de 5 734 kDa, constituée de deux chaînes peptidiques, la chaîne A (21 acides aminés) et la chaîne B (30 acides aminés) reliées par deux ponts disulfures reliant A7-B7 et A20-B19. Un troisième pont disulfure relie les résidus 6 et 11 de la chaîne A (Figure 77-4). L'hormone contient une forte proportion de résidus hydrophobes et s'associe facilement pour former des dimères par la formation de ponts hydrogène entre les extrémités C-terminales de la chaîne B. En présence de Zn, ces dimères peuvent s'associer pour former des hexamères. Ces interactions peuvent avoir une certaine importance clinique puisque les monomères et les dimères diffusent facilement dans le sang, alors que les hexamères diffusent plus lentement. Cela a été important lors de la conception d'analogues synthétiques de l'hormone, car de petites modifications de la séquence d'acides aminés peuvent changer cette propriété d'association en polymères.

Figure 77-4

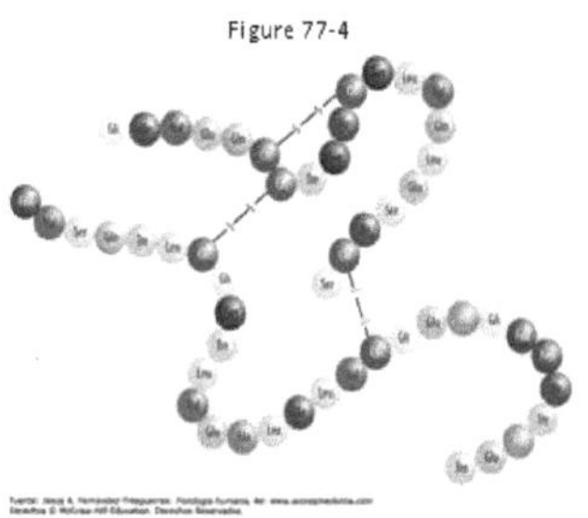

Bien que la séquence d'acides aminés varie d'une espèce à l'autre, certaines régions de la protéine présentent un degré élevé de conservation entre les différentes espèces de mammifères. Il est donc proposé que ces régions soient fortement corrélées à l'activité biologique, notamment : les positions des trois ponts disulfures (Cis 7A-Cis 7B, Cis 20A-Cis 19B, Cis 6A-Cis 11), les résidus hydrophobes de l'extrémité C-terminale de la chaîne B et les régions N- et C-terminales de la chaîne A. Cette similitude dans les séquences d'acides aminés des différentes insulines fait que la conformation tridimensionnelle est très similaire dans les différentes espèces et que l'insuline d'une espèce animale est active chez d'autres animaux. En fait, l'insuline de porc a été utilisée très fréquemment dans le traitement de patients humains.La molécule d'insuline comporte trois segments présentant une structure secondaire en hélice α : deux segments dans la chaîne A entre les résidus Gli9-Ile10, Ser12-Glu17 et un segment dans la chaîne B entre les résidus Ser 9-Gli20. La stabilité de cette conformation est conférée par la formation de ponts hydrogène entre les atomes de la liaison peptidique. Selon les propriétés chimiques des chaînes latérales, les résidus des α-hélices ont une orientation particulière : les résidus hydrophobes sont orientés vers l'intérieur, tandis que les résidus hydrophiles sont situés vers l'extérieur de la protéine, où ils interagissent avec les molécules d'eau et avec le récepteur hormonal.L'insuline est synthétisée sous la forme d'une grande préprohormone qui possède une séquence leader ou peptide signal qui semble être responsable du transport vers les membranes du réticulum endoplasmique où ce peptide signal est hydrolysé par une peptidase et la proinsuline est formée. Il s'agit d'une chaîne polypeptidique de 81 acides aminés avec trois ponts disulfures et avec deux sites d'hydrolyse spécifiques constitués d'un doublet d'acides aminés basiques Lis-Arg et Arg-Arg.L'hydrolyse de la proinsuline à ces niveaux conduit à la formation des deux chaînes d'insuline (Figure 77-5).De plus, des quantités équimolaires de peptide C sont formées. Les ponts disulfures ne sont pas affectés par le traitement.

Figure 77-5

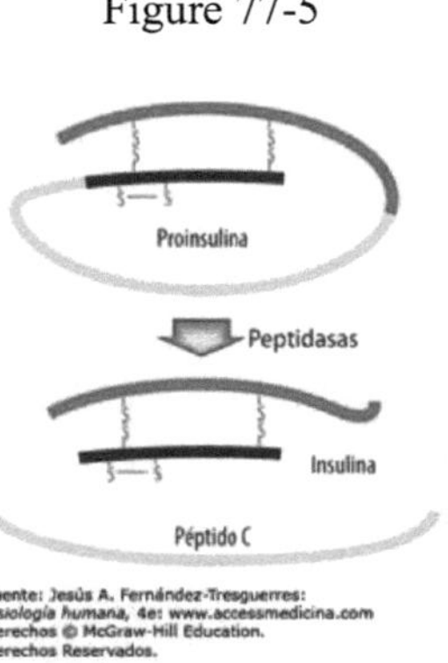

Fuente: Jesús A. Fernández-Tresguerres:
Fisiología humana, 4e: www.accessmedicina.com
Derechos © McGraw-Hill Education.
Derechos Reservados.

La conversion de la proinsuline en insuline et en peptide C peut s'effectuer en plusieurs étapes et implique l'action des proconvertases PC 1/3 et PC2 et de la carboxypeptidase H (CPH) selon l'une des deux voies suivantes :

$$\text{Proinsulina} \xrightarrow[\text{PC1 (Arg/Arg)}]{\text{32-33}} \text{split proinsulina} \rightarrow \underset{\text{CPH}}{\text{des-31,32 proinsulina}} \xrightarrow[\text{PC2 (Lis/Arg)+CPH}]{} \underset{\text{}}{\text{Insulina + Pept C}}$$

La PC1 clive la proinsuline au niveau des acides aminés Arg/Arg, puis la CPH libère les deux acides aminés, laissant la proinsuline des-31,32. Cette action est menée simultanément par PC2 (qui clive l'aa Lis/Arg) et CPH qui libère Lis/Arg. Le résultat est l'insuline + le peptide C.

$$\text{Proinsulina} \xrightarrow[\text{PC2 (Lis/Arg)}]{\text{65-66}} \text{split proinsulina} \rightarrow \underset{\text{CPH}}{\text{des-64,65 proinsulina}} \xrightarrow[\text{PC1 (Arg/Arg)+CPH}]{} \underset{\text{}}{\text{Insulina + Pept C}}$$

Dans ce cas, la CP2 agit en premier et l'ordre de libération des acides aminés est inversé. La PC1/3 agit préférentiellement sur l'extrémité C-terminale de la chaîne B en rompant sa liaison avec le peptide C, tandis que la PC2 agit en rompant la liaison entre l'extrémité C-terminale du peptide C et la chaîne A. Lors du traitement, il est possible d'avoir les défauts suivants :

• Mutation des gènes codant pour les enzymes PC1 ou PC2.

• Défaut de coordination de l'expression de PC1.

• Défaut post-traductionnel (ciblage).

• Augmentation des demandes de sécrétion : l'exocytose rapide de l'insuline ne laisse pas le temps de la traiter.

On a détecté des anomalies génétiques caractérisées par l'incapacité de convertir la proinsuline en insuline, anomalies qui ont un caractère autosomique dominant. L'intolérance au glucose de ces patients est modérée.

De même, dans certaines familles isolées, on a observé la production d'une insuline mutée, qui se lie de manière défectueuse au récepteur de l'insuline, provoquant un métabolisme anormal du glucose, bien que parfois celui-ci puisse être pratiquement normal. L'insuline et le peptide C sont stockés en quantités équimolaires dans les granules sécrétoires. Lorsqu'un stimulus approprié se produit, les granules fusionnent avec la membrane plasmique, libérant des quantités équimolaires d'insuline et de peptide C dans la circulation. De petites quantités de proinsuline peuvent également être libérées, dans des conditions normales pas plus de 5 %, mais dans certaines situations, par exemple les tumeurs des îlots de Langerhans, elle est libérée en quantités plus importantes que d'habitude.Bien que la sécrétion d'insuline soit contrôlée par une série complexe de signaux nerveux (neurotransmetteurs), hormonaux (hormones gastro-intestinales) et nutritionnels (Figure 77-6), le glucose est considéré comme le principal signal régulateur de la sécrétion d'insuline.La sécrétion d'insuline stimulée par le glucose nécessite que le sucre soit métabolisé, ce qui génère une série de signaux métaboliques dans la cellule B. La concentration seuil de glucose pour la sécrétion d'insuline est de 80 à 100 mg%, ce qui correspond aux niveaux de glucose plasmatique à jeun ; la réponse maximale est obtenue à des concentrations de glucose de 300 à 500 mg%.

Figure 77-6

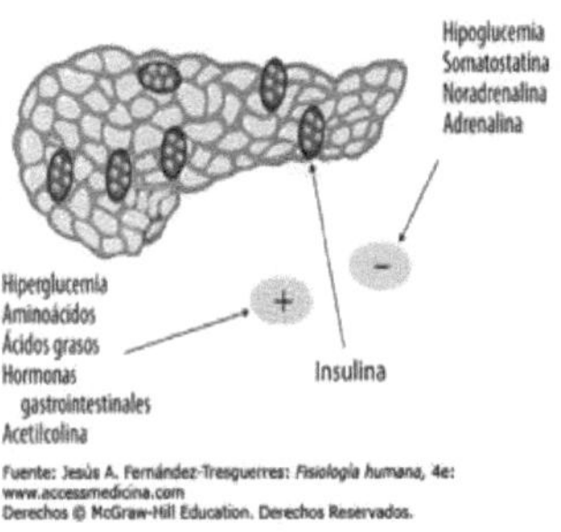

Fuente: Jesús A. Fernández-Tresguerres: Fisiología humana, 4e:
www.accessmedicina.com
Derechos © McGraw-Hill Education. Derechos Reservados.

La séquence exacte des événements impliqués dans la stimulation de la sécrétion d'insuline n'a pas été entièrement identifiée, mais un certain nombre de prémisses sont généralement acceptées : transport du glucose dans la cellule B et, une fois à l'intérieur de la cellule, sa phosphorylation en glucose 6-phosphate (G6P). Le transport du glucose dans la cellule dépend de la présence de molécules de transport du glucose dans la membrane cellulaire. A ce jour, deux principaux types de transporteurs ont été décrits : Sododépendants : ils sont présents principalement dans les cellules de l'intestin et du rein ; leur principale caractéristique est de transporter le glucose contre un gradient de concentration, en vertu d'un mécanisme de transport actif.Transporteurs GLUT : il s'agit d'une grande famille de transporteurs comprenant au moins cinq types différents de protéines (GLUT 1 à GLUT 6), qui mobilisent le glucose par des processus de diffusion facilitée et sont largement distribués dans les tissus. Une caractéristique structurelle commune à tous les transporteurs GLUT est qu'ils contiennent tous 12 domaines hydrophobes transmembranaires. Parmi ces molécules, la plus importante dans l'homéostasie du glucose est la protéine GLUT-4, car non seulement elle est la principale molécule répondant à l'insuline, mais, contrairement aux autres transporteurs de glucose qui se trouvent en permanence à la surface des cellules, la GLUT 4 est stockée à l'intérieur des cellules et, en présence d'insuline, elle augmente sa translocation vers la membrane cellulaire. Les différents transporteurs de glucose sont répartis différemment dans les différents tissus. En outre, les différents tissus présentent différentes combinaisons de transporteurs, ce qui se traduit par des caractéristiques tissulaires différentes du transport du glucose. De nombreuses cellules possèdent des transporteurs à faible Km qui équilibrent rapidement le glucose à travers la membrane plasmique. Ces transporteurs sont fonctionnellement couplés à une hexokinase (HK), également à faible Km, qui phosphoryle rapidement le glucose en glucose 6-phosphate (G6P). Dans d'autres cas, notamment dans certaines conditions métaboliques comme le jeûne, des transporteurs à Km élevé, couplés à une HK régulable à Km élevé, ou à une glucokinase (GK) dans le foie et les îlots de Langerhans, peuvent fonctionner.Parmi les six transporteurs, les GLUT 1 et 3 se trouvent en permanence à la surface des cellules ; le GLUT 4 est stocké dans le cytoplasme en l'absence d'insuline et répond à l'insuline en se déplaçant vers la membrane cellulaire (les érythrocytes ne répondent pas à l'insuline car ils ne possèdent que le GLUT 1). Des tissus différents peuvent exprimer des transporteurs différents. En outre, de nombreuses cellules peuvent modifier l'expression des transporteurs en fonction des circonstances ; par exemple, en situation de jeûne, le foie augmente l'expression de GLUT 1 et GLUT 3. Dans certains modèles de diabète, le nombre de transporteurs peut être diminué, alors que dans les insulinomes, une augmentation de GLUT 1 et GLUT 3 a été décrite. Dans la plupart des cellules, la vitesse de transport du glucose à travers la membrane cellulaire n'est pas une étape limitant la vitesse du métabolisme du glucose ; cependant, dans plusieurs tissus, la vitesse de transport peut être limitante lorsque la concentration de glucose dans le sérum est faible ou lorsque la concentration d'insuline indique l'absence de glucose dans l'alimentation. Dans ces conditions, le système nerveux central devient le plus important consommateur de glucose sanguin, tandis que les autres tissus utilisent préférentiellement les acides gras comme source d'énergie.Dans les cellules β, le transporteur le plus important semble être GLUT 2, qui est localisé préférentiellement dans les zones membranaires proches des cellules endocrines. Comme déjà indiqué, GLUT2 est associé à un GK faisant partie de ce que l'on pourrait appeler un système de détection du glucose. Ce système GLUT2/GK pourrait être régulé indépendamment par le glucose et l'insuline, probablement en régulant l'association du GK avec les granules sécrétoires et l'activité enzymatique au sein de la cellule β. L'entrée du glucose dans la cellule B entraîne une dépolarisation de la membrane cellulaire, ce qui déclenche une série d'événements se terminant par l'exocytose des granules d'insuline.L'augmentation de la concentration de glucose dans la cellule B entraîne une dépolarisation de la membrane et un afflux de calcium depuis l'espace extracellulaire. En l'absence de stimulus métabolique, les cellules B restent électriquement silencieuses, avec un potentiel de repos de -70 mV, car, au repos, la conductance de l'ion potassium est assez élevée. Lorsque le glucose stimule la cellule B, la conductance du potassium est réduite, ce qui est régulé par des canaux potassiques ATP-dépendants. La membrane est dépolarisée, ce qui déclenche l'ouverture des canaux calciques voltage-dépendants (CCVD), favorisant un afflux massif de calcium, qui va déclencher l'exocytose d'insuline (Figure 77-7). Enfin, les canaux potassiques voltage-dépendants s'ouvrent, rétablissant ainsi le potentiel membranaire à son état basal et fermant les canaux calciques, avec pour conséquence l'arrêt de la libération d'insuline. Le mécanisme par lequel le glucose induit cette dépolarisation n'est pas clair mais pourrait résulter du métabolisme du glucose, de la modification du rapport ATP/ADP, etc. De plus, l'augmentation du taux de glucose dans la cellule B pourrait également activer des mécanismes indépendants du calcium impliqués dans la sécrétion d'insuline. Par ailleurs, la présence d'une protéine kinase AMP-dépendante dans les cellules β a été identifiée.

Figure 77-7

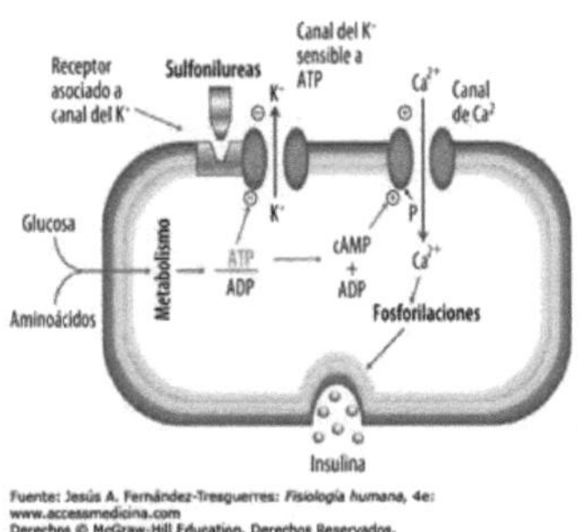

Les changements d'activité de cette kinase sont importants pour la régulation du gène de la pyruvate kinase et peuvent participer à la régulation du promoteur de la préproinsuline.L'insuline est contenue dans des granules sécrétoires et est libérée après fusion de leur membrane avec la membrane plasmique. Les granules d'insuline sont similaires aux vésicules sécrétoires d'autres types de cellules, et existent à l'intérieur des cellules dans différents groupes que nous pourrions classer :

• Réserve intracellulaire : 90% des granules.

• Groupe ancré dans la membrane (docked) : presque 10%.

• Pool facilement libérable (RRP) : il est chimiquement amorcé à la membrane (primed). Cette réserve varie entre 0,3 et 2,2%. En fait, c'est la taille de ce réservoir qui détermine l'ampleur de la réponse sécrétoire initiale.

La première phase de l'exocytose peut être déclenchée par n'importe quel stimulus qui génère une augmentation du calcium intracellulaire, ce qui provoquerait la libération des granules amorcés et ancrés dans la membrane (qui sont ceux qui reconstituent le groupe RRP). Cependant, la deuxième phase de la libération, la phase soutenue, qui dépend de la mobilisation des vésicules de l'intérieur de la cellule et de leur ancrage à la membrane, ne peut être déclenchée que par des sécrétagogues métabolisables. Cela signifie que les signaux dérivés du glucose sont nécessaires pour amplifier et maintenir la sécrétion d'insuline, car ils favorisent la mobilisation et l'amorçage des granules du pool.Après sa synthèse dans le réticulum endoplasmique, l'insuline est transformée en sa forme biologiquement active et stockée dans les granules sécrétoires jusqu'à sa libération. Une cellule B contient environ 10 000 granules sécrétoires, qui sont libérés à l'extérieur de la cellule d'une manière qui dépend des niveaux de calcium intracellulaire et avec un taux de libération qui varie selon la phase de sécrétion dans laquelle se trouve la cellule B. Pendant la première phase de sécrétion, environ 40 à 100 granules de ceux du groupe RRP sont exocytés. Au pic maximal de cette première phase, le taux de libération est d'un granule toutes les trois secondes. Cependant, pendant la deuxième phase, la phase soutenue, le taux de libération est de un toutes les 10 secondes. Les granules appartenant au groupe RRP peuvent être libérés sans aucune modification après stimulation et sont ceux qui formeraient le composant à libération rapide. Mais la majorité des granules (95 à 99%) appartiennent au groupe des granules non libérables, qui nécessitent une série de réactions dépendant de l'ATP, du Ca2+, du temps et de la température pour pouvoir être libérés. Ces processus nécessitent la formation de complexes SNARE. Le groupe de molécules appartenant aux protéines SNARE joue un rôle important dans la fusion des membranes. Ces protéines s'associent pour former des complexes qui lient les vésicules sécrétoires à la membrane plasmique, de sorte qu'elles puissent éventuellement fusionner et être incluses dans la membrane elle-même.Il existe des protéines SNARE à la fois dans les vésicules (v-SNARE) et dans la membrane plasmique (t-SNARE ; cible). Le complexe est formé par la syntaxine et la SNAP-25 (synaptosomal-associated protein-25) de la membrane plasmique (protéines t-SNARE) et la VAMP-2 (vesicle-associated membrane protein-2) (également appelée synaptobrevin) des vésicules sécrétoires (protéine v-SNARE) (figure 77-10). Les protéines SNARE facilitent l'exocytose en tirant la membrane vésiculaire vers la membrane plasmique à la manière d'une fermeture éclair. Les protéines SNARE veillent également à ce que l'entrée du calcium soit limitée aux zones de la membrane plasmique qui sont en contact avec les granules sécrétoires. La boucle entre les fragments II et III des canaux calciques de type L se lie à la syntaxine, au SNAP-25 et à la synaptotagmine, ancrant ainsi le canal calcique au granule sécrétoire (Figure 77-8). En raison de cette liaison, le groupe RRP est exposé aux niveaux élevés de calcium qui existent juste à l'entrée du canal calcique, de sorte que l'exocytose de l'insuline devient une situation de "tout ou rien", selon que les canaux sont ouverts ou non.

Figure 77-10

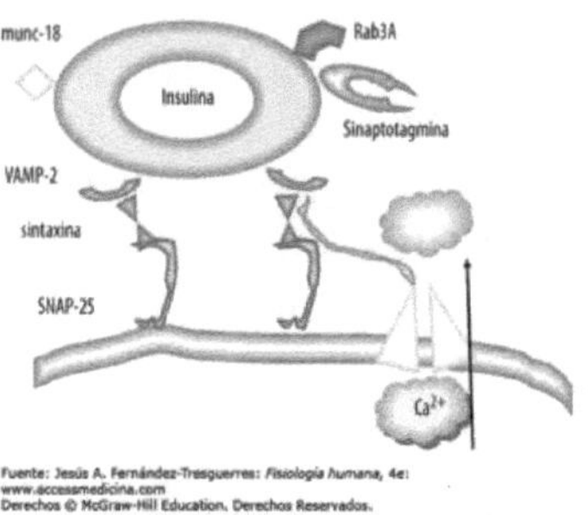

Malgré cela, les protéines SNARE ne sont pas suffisantes pour expliquer l'exocytose rapide dépendant de la concentration de calcium intracellulaire. La synaptotagmine a été proposée comme le capteur de calcium dans la fusion vésiculaire. Les 13 membres de la famille des synaptotagmines possèdent tous deux sites de liaison au calcium : C2A et C2B. Dans la cellule B, on a proposé que les synaptotagmines V et VII soient impliquées dans l'exocytose des granules sécrétoires, qui ont une forte affinité pour le calcium, de sorte que de petites augmentations de la concentration de cet ion sont capables de déclencher l'exocytose. Il existe également d'autres molécules comme les Rab3A (protéines de liaison au GTP), qui exercent une action négative sur l'exocytose des vésicules en réponse à une augmentation de la concentration en calcium, c'est-à-dire qu'elles limitent la libération d'insuline. De même, des protéines telles que munc-18 interviennent également dans le processus exocytotique en empêchant la liaison entre la syntaxine et SNAP-25, contribuant ainsi au contrôle de la libération de l'insuline.La plupart des granules qui se trouvent dans la membrane plasmique ne sont pas immédiatement disponibles pour la libération, mais peuvent être libérés en peu de temps sans subir de grands déplacements. En 1,5 min environ, le groupe RRP peut être complètement renouvelé, ce qui nécessite une certaine dépense d'énergie. Ainsi, le groupe RRP est en fait un sous-groupe des granules ancrés dans la membrane (docked), qui a la particularité d'être composé de granules déjà amorcés (primed). Les autres granules ancrés dans la membrane constituent un groupe de réserve qui doit être "activé" avant de pouvoir être libéré. Ainsi, on pourrait dire que la libération rapide des granules (qui pourrait être associée à la première phase de la sécrétion) est due à l'exocytose des granules amorcés et ancrés, et que la libération lente (qui serait associée à la deuxième phase de la sécrétion d'insuline) est due à la libération des granules qui sont proches de la membrane, mais qui doivent être amorcés avant l'exocytose. La libération prolongée dans le temps nécessite finalement une translocation physique des granules vers les sites de libération. Les mouvements des granules présents à l'intérieur des cellules peuvent être classés en deux catégories :

• Mouvements lents. Il s'agit de mouvements de diffusion, apparemment sans direction établie.

• Sauts rapides et directs. Ils surviennent le plus souvent lors de la stimulation du glucose. Elles sont médiées par la kinésine, un type de protéine motrice qui utilise l'hydrolyse de l'ATP, synthétisé à partir du glucose, pour déplacer les granules sécrétoires le long des microtubules qui forment le cytosquelette. De cette façon, le groupe RRP serait reconstitué pour maintenir la sécrétion d'insuline au fil du temps.

Ainsi, le groupe RRP serait responsable de la première phase de la sécrétion d'insuline stimulée par le glucose. Mais après la décharge des granules, une translocation du pool de réserve est nécessaire. Cela se produit à un rythme plus rapide que le taux d'exocytose dans la deuxième phase de la sécrétion. On peut donc affirmer que le taux de libération de l'insuline pendant la deuxième phase est déterminé par le taux d'amorçage des granules, qui est ce qui limite réellement l'exocytose. L'insuline est une hormone peptidique, et comme toutes les hormones peptidiques, pour exercer ses actions, elle doit se lier à un récepteur membranaire sur les cellules cibles, ce qui entraîne la génération de seconds messagers. Comme de nombreux autres récepteurs, le récepteur de l'insuline est situé sur la membrane plasmique et se compose de deux sous-unités α et de deux sous-unités β reliées par des ponts disulfures. Les sous-unités α sont complètement extracellulaires et c'est en elles que réside le site de liaison de l'insuline, tandis que les sous-unités β traversent la membrane plasmique, leur extrémité C-terminale se trouvant à l'intérieur de la cellule. Dans cette région C-terminale se trouve une activité kinase qui est stimulée par la liaison de l'insuline au site extracellulaire du récepteur. La liaison de l'insuline au récepteur induit des changements de conformation et des autophosphorylations de résidus tyrosine (Tir) situés dans la région cytoplasmique du récepteur ; il en résulte l'activation d'une activité Tir-kinase qui peut phosphoryler des résidus Tir dans le cytoplasme des cellules cibles, transmettant ainsi le signal à l'intérieur de la cellule. Le résultat net de ces phosphorylations comprend un certain nombre d'effets métaboliques à court terme. Sur le métabolisme des glucides, il stimule l'absorption et l'utilisation intracellulaire du glucose. Sur la glycolyse, il induit une augmentation des enzymes clés de la voie : glucokinase (GK), phosphofructokinase (PFK) et pyruvate kinase (PK) (Figure 77-9). Sur la glucokinase, elle stimule son induction au niveau génétique ; sur la phosphofructokinase, l'insuline par l'activation d'une phosphatase spécifique favorise l'augmentation des niveaux de l'effecteur positif fructose 2,6-bisphosphate. La pyruvate kinase est fortement activée par le fructose 1,6-bisphosphate, sa régulation est donc liée à celle de la phosphofructokinase et, par conséquent, les conditions favorisant un flux accru à travers la phosphofructokinase activent la pyruvate kinase. En outre, dans le foie, l'enzyme hépatique est soumise à une modulation covalente, la forme active étant la déphosphorylée qui est favorisée par la phosphatase spécifique correspondante qui est activée par l'insuline.

Figure 77-9

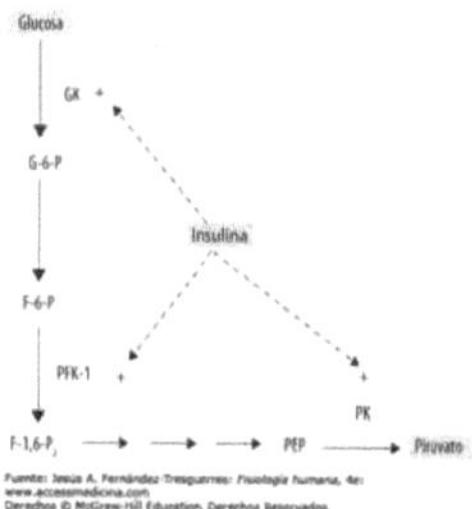

Dans le foie et les muscles, le glucose-6-P peut s'isomériser en glucose-1-P et être incorporé au glycogène par l'action de la glycogène synthase qui est également activée par l'insuline qui favorise la forme déphosphorylée de l'enzyme. L'action nette de l'insuline est d'abaisser la glycémie. Elle a un effet lipogène sur le métabolisme des lipides en favorisant la synthèse des lipides (figure 77-10). Il active la pyruvate déshydrogénase et l'acétyl CoA carboxylase. L'insuline est également un puissant inhibiteur de la lipolyse, exerçant ainsi un effet anabolisant indirect.

Figure 77-10

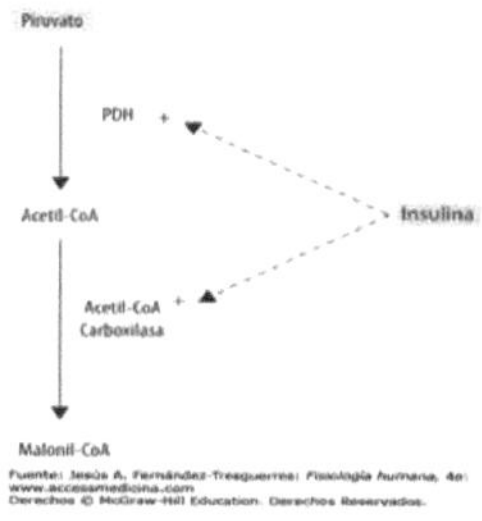

Il a également un effet anabolisant sur les protéines, en stimulant leur synthèse et en ralentissant leur dégradation. Ces effets sont peut-être exercés en régulant la transcription d'ARN messagers spécifiques. L'insuline exerce également des effets à long terme, également médiés par l'activation d'une tyrosine kinase. Bien que l'on ait pensé à l'origine que les effets de l'insuline n'étaient pas médiés par les messagers, on pense maintenant que c'est possible. Le récepteur se couple probablement à une phospholipase C spécifique qui catalyse l'hydrolyse du glycosyl phosphatidyl inositol (GPI) au niveau de la membrane plasmique, libérant de l'inositol phosphoglucan (IPG) qui peut agir comme un second messager en activant des protéines phosphatases qui déphosphorylent des enzymes spécifiques des voies métaboliques. D'autre part, l'activité tyrosine kinase peut phosphoryler des protéines intracellulaires qui seraient responsables des effets à long terme. Le récepteur phosphoryle différents substrats intracellulaires, notamment la protéine IRS-1 (substrat 1 du récepteur de l'insuline) et les protéines SHC qui, après avoir été phosphorylées, peuvent s'associer à d'autres protéines, p85, syp ou Grb2. La formation du complexe IRS-1-p85 active la PI3 kinase qui peut induire la mitogenèse ou le déplacement du transporteur de glucose (GLUT 4) vers la surface cellulaire, augmentant ainsi l'utilisation du glucose (figure 77-11).

Figure 77-11

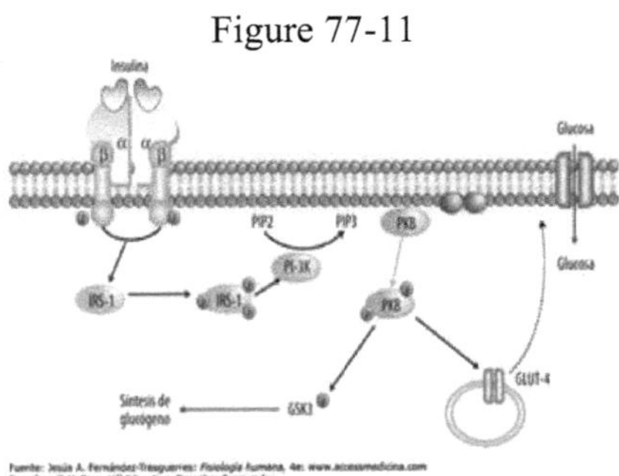

Le complexe SHC-Grb2 stimule la liaison du GTP à ras, induisant une cascade de phosphorylations et de déphosphorylations impliquant les proto-oncogènes raf, MEK, MAPK qui peuvent se traduire par des effets à long terme (Figure 77-12).

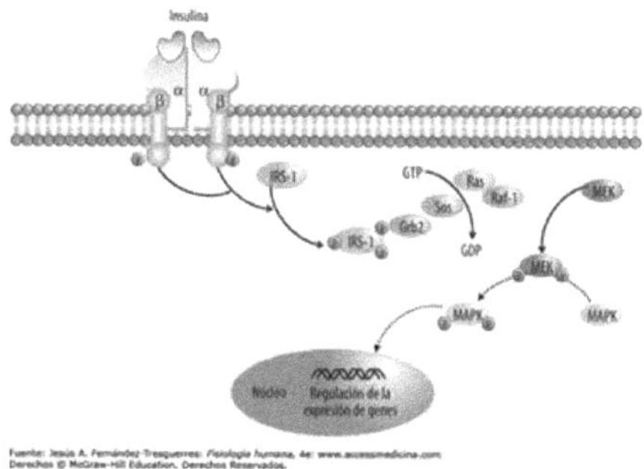

L'insuline joue un rôle central dans le contrôle du métabolisme intermédiaire. L'insuline contrôle la consommation et la mobilisation des composés énergétiques dans l'état postprandial par ses différents effets sur les cellules sensibles aux hormones. Son principal effet est de permettre au glucose de pénétrer dans les cellules, en particulier dans le foie, le tissu adipeux et les muscles, pour y être utilisé, soit dans la voie oxydative, dans laquelle il produit de l'énergie, de l'eau et du dioxyde de carbone, soit dans la voie non oxydative, dans laquelle le glucose est stocké sous forme de glycogène hépatique ou musculaire.Pendant les périodes de jeûne, le foie libère de grandes quantités de glucose, indépendamment de la présence d'insuline, mais après un repas, l'absorption intestinale de glucides entraîne une augmentation rapide des concentrations de glucose dans le sang, ce qui stimule la sécrétion d'insuline pancréatique. Grâce à l'activité hormonale, le glucose est absorbé par les adipocytes, les cellules musculaires et les hépatocytes. La sécrétion de glucagon est inhibée, ce qui diminue la libération hépatique de glucose.

L'insuline exerce un rôle anabolisant ou épargneur. Il augmente l'absorption des substrats combustibles par les cellules, le stockage des molécules de réserve d'énergie (TG et glycogène) et la biosynthèse des macromolécules (acides nucléiques et protéines). Les effets spécifiques consistent en une augmentation de l'absorption du glucose, une activation de la glycolyse et une diminution de la gluconéogenèse, une augmentation de la synthèse des acides gras et des triacylglycérides (TG), une augmentation de la synthèse du glycogène et une diminution de la dégradation du glycogène, et une augmentation de l'absorption des acides aminés avec une activation ultérieure de la synthèse des protéines.

En présence d'insuline, au moins quatre systèmes différents de transport des acides aminés sont activés, favorisant ainsi le transport des acides aminés vers l'intérieur des cellules (hépatocytes, cellules musculaires squelettiques et fibroblastes), stimulant indirectement la synthèse des protéines. Il diminue l'activité lysosomale, réduisant ainsi le catabolisme intracellulaire des protéines dans les cellules musculaires et hépatiques. En résumé, l'insuline a un effet non seulement sur le métabolisme des glucides, mais aussi sur celui des lipides et des protéines. Par conséquent, les altérations de la production d'insuline peuvent avoir des effets dévastateurs sur la plupart des organes et des tissus ; en voici quelques-uns.

1) Dans le foie.

L'un des principaux effets hépatiques de l'insuline est de favoriser l'absorption du glucose et son stockage sous forme de glycogène. Cela implique plusieurs étapes simultanées :

- L'insuline inactive la phosphorylase hépatique, la principale enzyme qui dégrade le glycogène en glucose.
- Facilite l'entrée du glucose dans les hépatocytes en augmentant l'activité de la glucokinase.
- Favorise la synthèse du glycogène par induction de la glycogène synthétase.
- Inhibition de la glucose-6-phosphatase.

Il augmente également la synthèse des acides gras et des triacylglycérols et inhibe la gluconéogenèse.

2) En muscle.

Le muscle au repos ne dépend pas du glucose pour son énergie, mais des acides gras. Cependant, il existe deux situations dans lesquelles le muscle utilise de grandes quantités de glucose. La première est l'exercice modéré ou intense, au cours duquel les fibres musculaires deviennent naturellement perméables au glucose, même en l'absence d'insuline ; la seconde se produit dans les heures qui suivent un apport important de glucides, où la concentration d'insuline est suffisamment élevée pour produire un afflux rapide de glucose dans le myocyte. Si le muscle n'est pas en train de faire de l'exercice et qu'il est sous l'action de l'insuline, cela entraîne le stockage du glucose sous forme de glycogène, ce qui est particulièrement utile pour les courtes périodes de forte consommation d'énergie. En résumé, les effets de l'insuline sur le métabolisme des glucides dans le muscle sont l'absorption du glucose en forte concentration et son stockage sous forme de glycogène.

Dans les muscles, l'insuline augmente également l'absorption des acides aminés, ce qui a pour effet d'activer la synthèse des protéines musculaires et d'inhiber la dégradation des protéines. À cette fin, il active l'absorption intestinale des acides aminés, augmente tous les mécanismes qui stimulent l'incorporation des acides aminés dans la cellule et stimule tous les facteurs impliqués dans la synthèse des protéines ; il stimule également la phosphorylation de la protéine ribosomale L6 et stimule la synthèse des ribosomes, tout en inhibant l'activité des lysosomes qui produisent la dégradation des protéines.

3) Dans le tissu adipeux.

Le tissu adipeux est constitué de cellules (adipocytes) spécialisées dans la ré-estérification des acides gras (qu'elles stockent sous forme de triacylglycérols dans le cytosol) et dans la mobilisation de ces lipides pour répondre à la demande énergétique des cellules d'autres organes et tissus. L'insuline favorise le stockage des graisses en activant toutes les étapes de la lipogenèse, c'est-à-dire une augmentation de la synthèse des acides gras et des triacylglycérols, ainsi qu'une augmentation de la captation du glucose (favorise l'expression du GLUT 4). À cette fin, il augmente l'activité de la lipoprotéine lipase, qui stimule l'absorption intestinale des acides gras, et de l'acide gras synthase. Il inhibe également l'activité de la lipase qui hydrolyse les graisses dans le tissu adipeux et qui est augmentée par le glucagon, les corticoïdes et l'adrénaline.

4) Dans le métabolisme des ions.

L'insuline augmente la perméabilité de nombreuses cellules aux ions potassium, magnésium et phosphore. L'effet sur le potassium est cliniquement important. Il active la Na-K+ ATPase dans de nombreuses cellules, augmentant l'absorption de potassium dans la cellule, ce qui peut conduire à une hypokaliémie associée à une augmentation du K+ intracellulaire, qui peut être fatale, voire entraîner un arrêt cardiaque en systole.

Dans certaines conditions, l'injection d'insuline peut tuer les patients en raison de sa capacité à supprimer les concentrations de potassium dans le plasma.

Dans la sécrétion d'insuline, il est possible d'observer des défauts de 1) absence de sécrétion (diabète de type 1) ou 2) défaut de sécrétion + résistance périphérique (diabète de type 2). Les défaillances de la sécrétion se produisent à n'importe lequel des niveaux déjà expliqués.

• Mutation du récepteur GLUT-2.

• Des mutations dans l'ADN mitochondrial qui génèrent des défaillances dans les enzymes suivantes :

Glucokinase (17 mutations) $\rightarrow$ responsable de 5 à 6 % des cas de diabète MODY.

glucose-6-phosphatase

FAD- glucose-6-phosphate déshydrogénase

• La mutation de l'ARNt mitochondrial codant pour la leucine, entraîne des problèmes de génération d'ATP et est liée à MELAS : syndrome caractérisé par une mutation de l'ARN mitochondrial, une encéphalopathie, une acidose lactique et une surdité.

• Mutation dans les canaux K+ dépendants de l'ATP.

• Défaillances dans la modulation du Ca2+ intracellulaire et des protéines contractiles.

Le diabète sucré est un trouble métabolique chronique caractérisé par une élévation persistante de la glycémie, conséquence d'une altération de la sécrétion et/ou de l'action de l'insuline qui affecte également le métabolisme d'autres glucides, lipides et protéines. Elle peut être définie comme un complexe de troubles métaboliques résultant d'altérations de la sécrétion d'insuline par le pancréas, de la réponse périphérique à l'insuline, ou des deux, conduisant à un syndrome caractérisé par une hyperglycémie chronique. L'apparition d'altérations du métabolisme du glucose est liée soit à une déficience de l'action de l'insuline, de la sécrétion d'insuline ou à l'effet d'une combinaison des deux. La diminution de la sécrétion d'insuline est due à diverses conditions, par exemple à la réduction de la masse totale des cellules β (en cas d'ablation chirurgicale du pancréas ou à la suite d'une pancréatite aiguë) ou à la destruction auto-immune des cellules β. En outre, certains défauts génétiques du métabolisme des cellules B peuvent également entraîner une altération de la sécrétion d'insuline en réponse à des stimuli physiologiques. Plusieurs classifications du diabète ont été postulées à ce jour, la dernière en date ayant été établie par un comité d'experts internationaux réunis par l'American Diabetes Association (ADA), dont les membres ont classé la maladie en fonction de son étiologie :

• Le diabète sucré de type 1 dont la prévalence est estimée à 2 % de la population (représentant 5 à 10 % des cas de diabète) et qui comprend les personnes anciennement connues sous le nom de diabète insulinodépendant (DID), diabète de type 1 ou diabète juvénile. Sont inclus dans ce groupe les sujets présentant une destruction auto-immune des cellules β et les sujets présentant un diabète idiopathique.

•Le diabète sucré de type 2 touche 90 à 95 % des diabétiques et coïncide avec ceux que l'on appelait auparavant les diabètes non insulino-dépendants, de type 2 ou de type adulte. Sa prévalence totale est estimée à 6% de la population et augmente significativement avec l'âge (elle atteint des chiffres de 10 à 15% dans la population de plus de 65 ans, et 20% si l'on ne considère que les plus de 80 ans). Dans les cas de diabète de type 2, la résistance des tissus périphériques à l'action de l'hormone peut prédominer avec un déficit relatif de la sécrétion d'insuline ou un déficit de la sécrétion avec une résistance à l'insuline peut prédominer.

•Le diabète sucré gestationnel (DSG).

•Autres types de diabète.

La plupart des cas relèvent des deux premières catégories : le diabète sucré de type 1 et de type 2.

Le diabète sucré de type 1 est lié à une carence en insuline, due à la destruction des cellules β du pancréas par des processus auto-immuns ou idiopathiques. Dans ce cas, les cellules B du pancréas ne produisent pas ou peu d'insuline. L'élément déclencheur est la destruction auto-immune progressive des cellules β, mais les événements qui déclenchent cette destruction cellulaire ne sont pas encore totalement compris. Il est connu que plusieurs auto-antigènes peuvent déclencher une auto-immunité spécifique contre les cellules B. Parmi ces auto-antigènes figurent le sialoglycolipide (non spécifique des cellules B), un antigène de 38 kDa (situé dans les vésicules sécrétoires), le transporteur de glucose GLUT- 2, un antigène de 52 kDa (ressemblant à une molécule du virus de la rubéole), un autre antigène de 150 kDa (associé à la membrane des cellules B), carboxypeptidase H (présente dans les vésicules sécrétant l'insuline), la protéine hsp 65, éventuellement l'albumine de sérum bovin (BSA), les protéines ICA12/ICA512 (également connues sous le nom de IA2) (identifiées dans les îlots de Langerhans), le récepteur de l'insuline, l'insuline elle-même (le seul auto-antigène spécifique des cellules B) ou GAD 65 (acide glutamique décarboxylase, identifiée dans les cellules B) ; identifié dans les cellules B des îlots de Langerhans).

En outre, le développement du diabète sucré de type 1 peut également être associé à certains facteurs environnementaux, qui, combinés à des facteurs génétiques, rendent certains individus vulnérables. Il existe une hypothèse qui postule que chez ces sujets génétiquement prédisposés, le point critique serait l'infection par un virus ou un micro-organisme qui déclencherait la réponse immunitaire contre un antigène qui n'est pas un antigène du soi, mais qui contient une séquence peptidique homologue à un antigène du soi, activant ainsi le processus auto-immun. Un nombre important d'auto-antigènes a été identifié, dont les principaux sont les suivants : GAD65.

C'est l'isoforme de 65 kDa de l'acide glutamique décarboxylase. Il est localisé dans les neurones et aussi dans les îlots de Langerhans. IA-2. Elle appartient à la famille des protéines tyrosine phosphatase transmembranaires. Il s'agit d'une protéine transmembranaire présente dans les vésicules sécrétoires des cellules endocrines et neuronales. Différentes études ont montré que sa fonction est probablement liée à la sécrétion d'insuline.Insuline. Les auto-anticorps dirigés contre l'insuline sont parmi les premiers à apparaître dans l'état prédiabétique et constituent un résultat clinique souvent présent chez les jeunes enfants.

Ce type de diabète ne touche que 10 à 20 % de la population diabétique totale et commence généralement dans l'enfance ou l'adolescence. Le diabète de type 1 se caractérise par une apparition brutale, une dépendance à l'insuline et une tendance à l'acidocétose. Les signes et les symptômes comprennent la polydipsie, la polyphagie, la polyurie, une perte de poids rapide, l'hyperventilation, une vision trouble, la confusion mentale et une éventuelle perte de conscience.Lorsqu'il n'y a pas d'insuline pour faire entrer le glucose dans les cellules, ou lorsque l'insuline ne fonctionne pas pour faire passer le glucose par les récepteurs, les cellules ne peuvent pas obtenir de carburant et ne se nourrissent pas. Ce fait stimule le cerveau à envoyer un message de "faim", ce qui entraîne une polyphagie ou une faim excessive. Comme le glucose qui devrait nourrir les cellules quitte le corps dans l'urine, les cellules ne peuvent pas produire d'énergie, ce qui entraîne une perte de poids car, sans insuline, le glucose ne peut pas entrer dans les cellules pour les nourrir.D'autre part, lorsque la glycémie est très élevée, de grandes quantités d'eau sont absorbées pour être éliminées. Il en résulte une polyurie ou une quantité excessive d'urine. Les personnes qui ont un excès de glucose dans le sang, comme c'est le cas avec le diabète non contrôlé, se rendent fréquemment aux toilettes. Ces personnes ont également du glucose dans leurs urines (glycosurie). La perte d'eau par l'urine stimule le cerveau qui envoie un message de "soif". Il en résulte un état appelé polydipsie ou soif excessive. Une miction excessive peut entraîner une déshydratation qui, à son tour, entraîne une peau sèche. La vision trouble peut être causée par les fluctuations de la quantité de glucose dans les yeux pendant les périodes de déshydratation.La perte d'eau et la déshydratation entraînent une augmentation progressive de la somnolence et de la confusion.Le diabète sucré de type 2 se développe généralement à l'âge adulte de l'individu et constitue la forme la plus courante de manifestation de cette maladie.Il résulte d'un double défaut : il y a une insuffisance de la sécrétion d'insuline par les cellules B et il existe également une résistance à l'action de l'insuline dans les tissus périphériques et dans les cellules B elles-mêmes. Le principal facteur de risque du diabète de type 2 est l'obésité et la sédentarité, mais ce n'est pas la cause ultime du développement de cette maladie, car la composante génétique est très importante dans la prédisposition du patient au diabète.Dans le diabète de type 2, le défaut fondamental est la résistance des tissus périphériques à l'action de l'insuline et, à un moindre degré, une déficience relative de la sécrétion de cette hormone. La plupart des experts considèrent que la résistance à l'insuline est le phénomène primaire, tandis que le déficit de sécrétion apparaît à la suite d'une hyperglycémie soutenue et d'une surstimulation persistante des lymphocytes B. Il s'agit du type de diabète le plus fréquent (90 à 95 % des diabétiques souffrent de ce type de diabète).

Ces personnes présentent une dysrégulation des cellules A et B. En fait, le premier signe que la cellule B est défaillante, qu'elle ne fonctionne pas correctement, est la perte sélective de la première phase de la sécrétion d'insuline. Ce défaut de sécrétion dans la première phase pourrait être dû à un problème de préparation des granules d'insuline pour la libération.

Le diabète de type 2 est associé à des défauts du métabolisme du glucose (glycolyse, métabolisme oxydatif, en raison de l'accumulation de mutations mitochondriales au fil des ans) qui affectent la génération d'ATP au détriment de l'ADP. De même, l'obésité, en augmentant de manière chronique les niveaux circulants d'acides gras non transférables (AGN) dans le sang, peut également entraîner une réduction de la génération d'ATP au détriment de l'ADP. estérifié, il peut affecter la génération d'ATP en réduisant la fermeture du canal K+-ATP induite par le glucose. Si, en outre, la cellule B est incapable de réduire les niveaux cytoplasmiques d'ADP, la sécrétion induite par le glucose sera affectée à la fois dans la première phase (déclenchement) et dans la deuxième phase d'amplification du signal. Comme le défaut fondamental est la réponse tissulaire déficiente à l'action de l'insuline, les taux plasmatiques de l'hormone peuvent être normaux ou même élevés, l'hyperglycémie se développe progressivement et le risque de cétonémie ou d'acidocétose est faible, car il ne s'accompagne pas d'une lipolyse exagérée. Par conséquent, elle est généralement asymptomatique pendant longtemps et les premières manifestations apparaissent vers l'âge de 40 ans. Cependant, les troubles métaboliques sous-jacents entraînent une prise de poids, une modification du profil lipidique, une augmentation de la pression artérielle et des lésions vasculaires. La résistance à l'insuline peut être déterminée génétiquement, comme c'est le cas chez les sujets ayant des antécédents familiaux de cette maladie, ou peut survenir à la suite d'un excès d'hormones contre-régulatrices (comme chez les patients atteints d'acromégalie ou de phéochromocytome), ou à la suite d'un traitement par des médicaments induisant une résistance à l'insuline.Il existe plusieurs circonstances dans lesquelles la capacité de l'insuline à induire ses effets biologiques sur le métabolisme du glucose est diminuée. C'est le cas de l'obésité, du vieillissement, des troubles endocriniens caractérisés par un excès d'hormones contre-régulatrices (glucagon), de certaines altérations génétiques et, en particulier, du diabète de type 2. Plusieurs mécanismes ont été postulés pour expliquer l'insulinorésistance, notamment des défauts de pré-récepteur (soit parce qu'une molécule d'insuline anormale est produite, soit en raison de la présence d'anticorps contre l'insuline), des défauts de récepteur (à la suite de mutations spécifiques) ou des défauts de postrécepteur, qui impliquent à la fois des mutations des molécules de transport du glucose, comme une synthèse déficiente du transporteur et des altérations de la translocation du GLUT-4.Les défauts des pré-récepteurs comprennent des altérations de la structure tertiaire ou quaternaire de la molécule, la fixation d'anticorps neutralisants contre l'insuline et la synthèse accrue d'hormones contre-régulatrices (glucagon, hormone de croissance, glucocorticoïdes et catécholamines).Les défauts des récepteurs sont liés à des mutations génétiques ponctuelles qui se traduisent par un récepteur ayant une faible affinité pour l'insuline ou incapable de s'autophosphoryler.Quant aux défauts post-récepteurs, on peut considérer aussi bien les défauts d'activation de l'IRS, qui est impliqué dans de nombreuses réactions intracytoplasmiques conduisant aux actions bien connues de l'insuline, que ceux des transporteurs de glucose.La résistance à l'insuline se manifeste, surtout dans les tissus périphériques comme les muscles et le tissu adipeux, par un faible taux d'absorption et d'oxydation des molécules de glucose. L'hyperinsulinémie compensatoire est précisément le mécanisme par lequel un sujet insulino-résistant parvient à maintenir une tolérance glucidique normale.Lorsque ce mécanisme est insuffisant, en raison de l'apparition de défauts de sécrétion hormonale par les cellules B du pancréas, une intolérance glucidique apparaît.Le glucagon est un peptide linéaire de 29 acides aminés dont la séquence primaire est hautement conservée chez tous les mammifères.Il est initialement synthétisé sous la forme d'un précurseur, le pro-glucagon. Le pro-glucagon est exprimé dans différents tissus (cerveau, pancréas, intestin) et est transformé par protéolyse de manière dépendante du tissu, donnant naissance à de multiples hormones peptidiques.Le gène humain du pré-proglucagon, d'une longueur de 10 kb, est situé sur le bras long du chromosome 2 et est composé de six exons et de cinq introns. L'ARNm codant pour le pro-glucagon est identique dans le pancréas, l'intestin et le cerveau mais son traitement est caractéristique dans chacun de ces organes. Le pré-glucagon a une masse moléculaire de 19,8 kDa et se compose de 180 acides aminés, dont les 20 premiers constituent le peptide signal, et les 160 autres acides aminés forment la molécule de pro-glucagon. La molécule résultante, après élimination du peptide signal, est constituée de quatre domaines fonctionnels : a) le polypeptide pancréatique lié à la glycentine (GRPP), b) le glucagon, c) le GLP-1, et d) le GLP-1.glucagon-like peptide type 2 (GLP-2). Le traitement protéolytique du pro-glucagon est dépendant du tissu et entraîne l'expression de différents peptides de manière spécifique (Figure 77-13).

peptides.

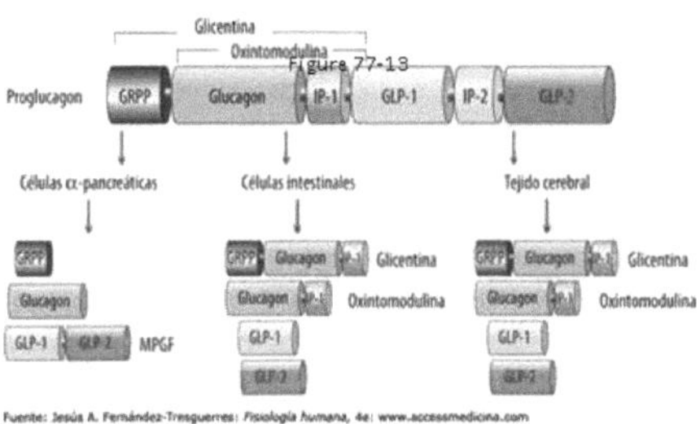

C'est dans le pancréas que se produit le traitement post-traductionnel du pro-glucagon, plus précisément dans les cellules A des îlots de Langerhans, donnant naissance aux peptides suivants : le polypeptide pancréatique lié à la glycentine (GRPP) (comprenant les résidus 1 à 30), le glucagon (résidus 33 à 61) et un peptide appelé pro-glucagon major fragment (MPGF) (résidus 72 à 158), et englobant les séquences de GLP-1 et GLP-2.Les fonctions du glucagon sur le métabolisme des glucides sont opposées à celles de l'insuline. Fondamentalement, le glucagon stimule la glycogénolyse dans l'hépatocyte et la néoglucogenèse, ce qui en fait une hormone hyperglycémique.Le glucagon est libéré dans la circulation sanguine par les cellules des îlots de Langerhans. Elle agit comme une hormone contre-régulatrice de l'insuline, jouant un rôle important dans le maintien de l'homéostasie du glucose. Son rôle physiologique le plus important est d'augmenter le taux de glucose dans le sang. Pour augmenter le taux de glucose, le glucagon favorise la libération de glucose par le foie en augmentant la glycogénolyse et la gluconéogenèse, et en diminuant la glycogénogenèse et la glycolyse. Concernant le métabolisme lipidique, le glucagon oriente les acides gras libres entrant dans l'hépatocyte vers l'α-oxydation, étant considéré pour cette raison comme une hormone cétogène. Dans le tissu adipeux, il stimule la lipase hormono-sensible en augmentant la lipolyse et l'acheminement des acides gras vers le foie. Dans le rein, le glucagon inhibe la réabsorption tubulaire du sodium. En général, le glucagon est une hormone catabolique et l'insuline une hormone anabolique.La sécrétion de glucagon est pulsatile et peut exercer ses effets en quelques minutes et se dissiper rapidement. Il est stimulé préférentiellement par de faibles concentrations de glucose ou de fortes concentrations de catécholamines. Le glucagon circule dans le plasma sous forme libre, car il n'est associé à aucune protéine de transport. Sa demi-vie est courte (environ 5 minutes) et il est inactivé dans le foie. En général, les actions du glucagon sont opposées à celles de l'insuline. Alors que l'insuline favorise le stockage de l'énergie, en stimulant la glugénogenèse, la lipogenèse et la synthèse des protéines, le glucagon entraîne une mobilisation rapide des sources d'énergie potentielles, en stimulant la glycogénolyse et la lipolyse.Comme l'insuline, la sécrétion de glucagon est interrégulée par des substrats, le système nerveux autonome, des hormones et des signaux intercellulaires.La concentration de glucose est le signal physiologique fondamental : des niveaux faibles la stimulent, tandis qu'un glucose élevé l'inhibe ; ce dernier phénomène est décrit comme "l'effet suppresseur de glucose". Les systèmes vagal et sympathique ainsi que le peptide inhibiteur gastrique à des concentrations physiologiques sont également des stimulateurs de la libération de glucagon. Par de possibles mécanismes paracrines, l'insuline et la somatostatine exercent un effet inhibiteur. L'absence d'inhibition de la sécrétion de glucagon dans les conditions d'hyperglycémie secondaire à l'insuffisance d'insuline est due à une réduction de l'effet inhibiteur de l'insuline, qui, dans des conditions normales, s'exerce par le biais du système veineux portal et par une action paracrine.Pour exercer ses actions, le glucagon doit se lier à des récepteurs membranaires spécifiques. Le récepteur du glucagon est une protéine plasmatique de 63 kDa, avec sept domaines transmembranaires, cinq résidus de cystéine à son extrémité NH$_2$ -terminale et est couplé aux protéines G. En se liant à son récepteur, le glucagon initie ses actions en activant les protéines G. Au moins deux classes de protéines G peuvent être impliquées dans le mécanisme de transduction du signal du glucagon, Gsα et Gq.L'activation de Gsα entraîne l'activation du système adénylate cyclase, augmentant les niveaux d'AMPc, et l'activation ultérieure de la protéine kinase A (PKA). L'activation de Gq entraîne l'activation de la phospholipase C, la production d'inositol 1,4,5-trisphosphate (IP$_3$), puis la libération de calcium intracellulaire (Figure 77-14).

Figure 77-14

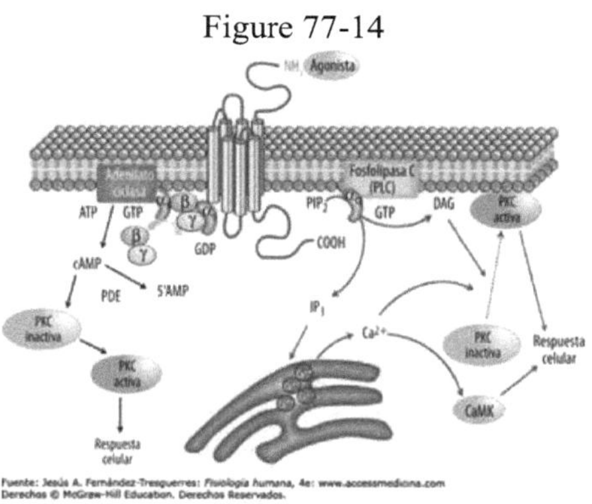

L'activation de la PKA induit la phosphorylation et l'activation de la glycogène phosphorylase kinase (GPLK) qui, à son tour, phosphoryle la glycogène phosphorylase (GPL) en l'activant, ce qui augmente le taux de dégradation du glycogène, produisant du glucose-6-P qui, par l'action de la glucose-6-phosphatase est converti en glucose qui peut être libéré dans la circulation sanguine. Le glucagon peut également activer la glucose-6-phosphatase. Cet effet semble être dû, au moins partiellement, à une augmentation de la transcription des gènes par un mécanisme dépendant de la PKA. En plus d'augmenter la glycogénolyse, le glucagon inhibe la glycogénogenèse en régulant l'activité de la glycogène synthétase (GS) hépatique, qui catalyse le transfert des résidus de glucose de l'UDP-glucose vers une chaîne de glycogène en croissance. Comme la GPLK et la GPL, la GS est régulée par phosphorylation covalente. Le glucagon induit la phosphorylation de la GS en l'inactivant, ce qui réduit la synthèse du glycogène (Figure 77-15).

Figure 77-15

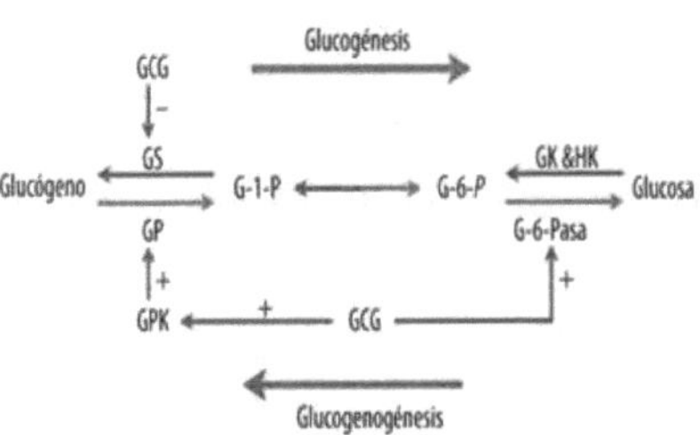

Fuente: Jesús A. Fernández-Tresguerres: *Fisiología humana*, 4e: www.accessmedicina.com
Derechos © McGraw-Hill Education. Derechos Reservados.

Outre ses effets sur le métabolisme du glycogène, le glucagon régule la glycémie en modulant le métabolisme du glucose, plus précisément en augmentant la gluconéogenèse et en diminuant la glycolyse (Figure 77-16). L'étape limitante de la voie gluconéogène est la conversion de l'oxaloacétate (OAA) en phosphoénolpyruvate (PEP), catalysée par la phosphoénolpyruvate carboxykinase (PEPCK). Le glucagon augmente l'activité de la PEPCK, probablement en augmentant la transcription d'un ARNm spécifique. En outre, le glucagon induit également la phosphorylation de l'enzyme bifonctionnelle phosphofructokinase 2/fructose 2,6-bisphosphatase (PFK2/FBPase-2), ce qui entraîne l'inhibition de la PFK2 et l'activation de la FBpase-2, en diminuant les niveaux de fructose 2,6-bisphosphate (F2,6-P2), un régulateur allostérique qui inhibe la fructose 1,6-bisphosphatase (FBpase-1) et active la phosphofructokinase 1 (PFK1). La diminution de la F2,6-P2 entraîne une augmentation de l'activité de la FBpase-1, et une augmentation de la gluconéogenèse. Enfin, comme mentionné ci-dessus, le glucagon augmente l'activité de la glucose-6-phosphatase favorisant le passage du glucose-6P au glucose.

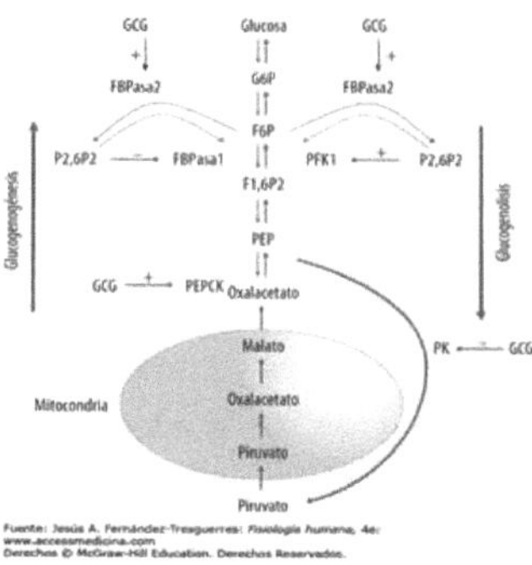

En plus d'augmenter la gluconéogenèse, le glucagon inhibe la glycolyse. L'étape limitante de cette voie est la phosphorylation du F6P en F1,6-P2, catalysée par la PFK1 qui est activée de manière allostérique par le F2,6-P2. Une diminution des niveaux de F2,6-P2 entraîne une baisse de l'activité de la PFK1 et une inhibition de la glycolyse. Le glucagon inhibe également la pyruvate kinase par plusieurs mécanismes : phosphorylation via la PKA qui l'inactive, inhibe la transcription des gènes et augmente la dégradation de l'ARNm. Il en résulte à nouveau une diminution de la glycolyse et une augmentation de la gluconéogenèse. Bien que le foie soit le premier tissu cible le plus important du glucagon, des récepteurs du glucagon ont été identifiés dans d'autres tissus tels que le cerveau (une possible fonction neuroendocrine a été suggérée), les reins (aide à maintenir l'homéostasie des électrolytes), les îlots pancréatiques (augmente la libération d'insuline), le cœur (augmente la fréquence cardiaque) et le tissu adipeux (augmente la lipolyse). Le principal effet du glucagon dans le foie est d'augmenter la concentration d'AMP cyclique (AMPc) dans les cellules hépatiques, avec une augmentation conséquente du degré de phosphorylation des enzymes des voies métaboliques. Il en résulte une augmentation de la glycogénolyse et une inhibition de la synthèse du glycogène. En outre, en activant le fructose 2,6-bisphosphate, le glucagon entraîne également l'inhibition de la pyruvate kinase hépatique, ce qui provoque l'accumulation de phosphoénol pyruvate (PEP), qui stimule la gluconéogenèse et inhibe la glycolyse. Le glucagon augmente également les niveaux d'AMPc dans le tissu adipeux, ce qui accroît la phosphorylation de la triacylglycérol lipase, produisant du glycérol et des acides gras libres. Structurellement, la somatostatine est un peptide cyclique de 14 acides aminés avec un pont disulfure interne qui a été initialement isolé de l'hypothalamus de mouton comme facteur inhibiteur de l'hormone de croissance. Plus tard, par des techniques immunohistochimiques et de dosage radio-immunologique, la présence de la somatostatine a été détectée dans des parties du tissu nerveux autres que l'hypothalamus, ainsi que dans des cellules endocrines ou de type endocrine. La première forme active de somatostatine isolée était la somatostatine 14 (SS-14). Plus tard, toute une famille de peptides structurellement apparentés a été connue, y compris le tétradécapeptide décrit au début (SS-14), une somatostatine de 28 acides aminés (SS-28), qui est une extension de l'extrémité N-terminale de la SS-14, et des formes plus grandes de poids moléculaire variable selon les différentes espèces et les tissus au sein d'une même espèce.On a d'abord pensé que ces formes de poids moléculaire plus élevé étaient des prohormones, des précurseurs biosynthétiques du peptide actif, dépourvus d'activité biologique, mais on a ensuite constaté que dans certains tissus, le SS-28 et même des formes de poids moléculaire plus élevé pouvaient être libérés et posséder une activité égale ou supérieure à celle du SS-14, ce qui suggère que ces précurseurs sont eux-mêmes de véritables hormones.Des études structure-fonction ont montré que les résidus 7 à 10 et le pont disulfure sont essentiels à l'activité biologique de l'hormone et sont également présents dans les analogues de la somatostatine.La séquence d'acides aminés de toutes les SS-14 et SS-28 de mammifères est identique et se situe à l'extrémité C-terminale d'une forme précurseur de 92 acides aminés, la prosomatostatine, dont la séquence peptidique est codée par un seul gène de séquence hautement conservée. Ce gène mesure 1,2 kb et contient un seul intron de 630 bases. La régulation de l'expression génétique n'est pas entièrement comprise, mais on sait que l'AMPc, qui stimule sa sécrétion, peut réguler l'expression génétique au niveau transcriptionnel. Dans différents tissus, au sein d'un même organisme, le gène de la somatostatine est exprimé à des âges différents, par exemple dans le cerveau du rat, l'ARNm de la somatostatine est détectable dès la première semaine de vie fœtale et augmente entre les jours 14 et 21 du développement embryonnaire, tandis que dans l'estomac, il est indétectable jusqu'à la naissance et augmente progressivement avec le développement jusqu'à l'animal adulte.Le premier produit de la traduction de l'ARNm est un polypeptide de 116 acides aminés, la préprosomatostatine, à l'extrémité carboxyl-terminale duquel se trouvent les séquences SS-28 et SS-14.A l'extrémité N-terminale se trouve une région hydrophobe de 24 acides aminés (peptide signal) qui favorise la liaison de la prohormone naissante à la membrane du réticulum endoplasmique rugueux et sa translocation. Le peptide signal se sépare de la préprosomatostatine pour donner naissance à une protéine de 92 acides aminés, la prosomatostatine, qui est le précurseur de la somatostatine et se trouve dans les tissus en quantités plus importantes. Dans la molécule de prosomatostatine, il y a deux points d'hydrolyse possible donnant lieu à au moins sept peptides différents dont les plus abondants sont SS-14 et SS-28. Dans la séquence de SS-28, SS-14 est précédé de deux résidus d'acides aminés basiques (Arg-Lys), ce qui suggère que SS-14 pourrait être inclus parmi les peptides dont le site de clivage est représenté par des acides aminés basiques. Ce fait, associé à l'abondance dans les tissus somatostatinergiques du peptide SS-28 (1 à 12), un peptide de 12 acides aminés comprenant la partie amino-terminale du SS-28, suggère que le SS-28 est le précurseur immédiat du SS-14, par action de la convertase I. Une seconde voie de synthèse du SS-14 à partir de la prosomatostatine catalysée par la convertase II a été suggérée.Les actions biologiques du SS-28 et du SS-14 sont qualitativement identiques mais diffèrent quantitativement. Ces différences pourraient s'expliquer par l'hétérogénéité des récepteurs avec des sites de liaison distincts pour le SS-14 et le SS-28. Des différences supplémentaires pourraient être dues à des différences dans le degré d'activation des voies de signalisation impliquées dans la transduction du signal. En ce qui concerne l'activité du peptide 1 à 12, qui se trouve dans la plupart des tissus producteurs de somatostatine dans un rapport de 1/1 avec le SS-14, on sait très peu de choses.D'autre part, la distribution des différentes formes moléculaires de la somatostatine varie selon les tissus : ainsi, dans le tissu nerveux, la rétine, le pancréas et l'estomac, la forme majoritaire est la SS-14, tandis que la SS-28 prédomine dans la muqueuse intestinale. Cette distribution différente dans les cellules et les tissus des différentes formes de somatostatine, ainsi que le fait qu'elles puissent avoir des puissances biologiques différentes, suggèrent que le traitement de la somatostatine est un processus spécifique aux organes et aux cellules. Ce processus pourrait être un niveau de régulation cellulaire, bien que des facteurs externes le modulent de manière spécifique. La somatostatine exerce son action dans différents tissus cibles, notamment le pancréas, le cerveau, l'intestin, les glandes surrénales, la thyroïde, les reins, le système musculaire et le système immunitaire. Elle agit de préférence comme un facteur inhibiteur, régulant un grand nombre de processus physiologiques, notamment l'inhibition des sécrétions endocrines et exocrines, la modulation de la neurotransmission, les fonctions motrices et cognitives, l'inhibition de la motilité intestinale, l'absorption des nutriments et des ions, la contractilité musculaire et la prolifération cellulaire.Les effets physiologiques de la somatostatine sont médiés par la liaison à des récepteurs spécifiques sur la membrane plasmique qui ont été identifiés dans les tissus normaux et néoplasiques. Au moins cinq récepteurs distincts pour la somatostatine ont été identifiés, qui sont nommés sst1 à sst5. Ces récepteurs sont codés par cinq gènes distincts situés sur des chromosomes différents (Tableau 77-2). Quatre d'entre eux ne possèdent pas d'introns, l'exception étant celle de sst2 qui peut donner lieu à deux isoformes distinctes : sst2A et sst2B qui diffèrent par leur extrémité C-terminale.Tous les sst sont des récepteurs couplés aux protéines G et peuvent se lier au SS-14 et au SS-28 avec une grande affinité, bien qu'avec une plus grande affinité pour le SS-14, à l'exception du sst5 qui a une plus grande affinité pour le SS-28.Chaque sous-type de récepteur est couplé à de multiples voies de signalisation cellulaire. Toutes les cinq sont couplées à l'inhibition de l'adénylate cyclase et toutes les cinq activent également la phospholipase C (PLC). Le couplage de sst2, sst5 et sst3 au PLC est le plus efficace. De même, MAPPK et les canaux pour K+ et Ca2+ sont impliqués dans la transduction du signal couplée à la sst. Tous ces mécanismes seront médiés par les protéines G.Les récepteurs de la somatostatine sont largement distribués dans différents tissus, du système nerveux central au pancréas et à l'intestin, en passant par l'hypophyse, les reins, la thyroïde, les poumons, les cellules du système inflammatoire et immunitaire : des récepteurs ont également été décrits dans une grande variété d'adénomes, notamment les adénocarcinomes de la prostate, des reins, du côlon, des ovaires, les lymphomes, les astrocytomes, les neuroblastomes et les médulloblastomes. Dans de nombreux cas, chaque tumeur exprime plus d'un sous-type de récepteur, sst2 étant le plus exprimé dans les tumeurs neuroendocrines alors que dans les adénocarcinomes pancréatiques et colorectaux, l'expression de sst2 est faible. Cette expression différente des récepteurs pourrait expliquer les effets différents de la somatostatine et de ses analogues dans les différents types de tumeurs.Les effets biologiques de la somatostatine sont médiés par le couplage à différents types de récepteurs. Une cellule peut exprimer plusieurs sous-types de récepteurs et chaque sous-type peut être couplé à différentes voies de signalisation cellulaire. On peut supposer que les différents sous-types agissent de concert. Au niveau cellulaire, l'effet inhibiteur de la somatostatine sur la sécrétion semble être médié par l'inhibition des niveaux de calcium et d'AMPc. En outre, la somatostatine pourrait interférer avec la machinerie exocytaire en inhibant la protéine phosphatase calcineurine.Dans l'hypophyse, l'effet le plus important est l'inhibition de l'hormone de croissance (GH). sst1, sst2 et sst5 semblent être impliqués dans cet effet. Dans le pancréas, sst2 est le médiateur de l'inhibition de la libération de glucagon, tandis que sst5 est un régulateur négatif de la sécrétion d'insuline, bien que sst2 puisse également être impliqué dans cet effet. Sst5 est également impliqué dans l'inhibition de la sécrétion des exocrines pancréatiques. Dans l'estomac, sst2 contribue à l'inhibition de la libération d'histamine et de gastrine et à l'inhibition de la sécrétion acide. Sst1 et sst2 médient l'inhibition de la sécrétion ionique intestinale. La sst3 pourrait être impliquée dans la stimulation de la relaxation gastrique et intestinale et la sst5 dans la contraction du côlon.La somatostatine inhibe également la prolifération des cellules normales et tumorales. Cette action antiproliférative de la somatostatine semble impliquer les cinq sous-types de récepteurs, qui pourraient initier deux types de réponse, l'arrêt du cycle cellulaire ou l'induction de l'apoptose, selon le type de récepteur et le type de cellule. Différents mécanismes de transduction du signal sont impliqués dans l'arrêt du cycle cellulaire, en fonction du sous-type de récepteur. Sst1 intervient dans l'arrêt du cycle par la stimulation d'une tyrosine phosphatase, SHR2, l'activation du système Ras/MAPK et l'induction de l'inhibiteur de cycline p21. Sst5 agit par un mécanisme impliquant une cascade de déphosphorylations conduisant à l'inhibition de la guanylate cyclase, de la protéine kinase dépendante du GMPc et de la MAPK.L'effet antiprolifératif de sst2 peut être le résultat de l'activation d'une tyrosine phosphatase, de la déphosphorylation des récepteurs des facteurs de croissance, conduisant à une régulation négative de la signalisation mitogénique des facteurs trophiques.

L'effet antiprolifératif de la somatostatine peut également résulter d'une augmentation de l'apoptose. L'apoptose est induite par sst3 et résulte de l'induction de p53 et bax. Les effets de la somatostatine sur l'inhibition de la croissance tumorale pourraient également être le résultat indirect de l'inhibition de facteurs de croissance qui réguleraient spécifiquement la croissance tumorale. D'autre part, différentes études ont montré que la somatostatine pouvait jouer un rôle modulateur dans le système immunitaire. Ces dernières années, le concept selon lequel il doit exister une communication étroite entre le système immunitaire et le système neuroendocrinien a été développé. L'un de ces liens entre les deux systèmes est formé par la production de somatostatine, la présence de récepteurs de somatostatine et l'effet de la somatostatine sur les deux systèmes. Alors que dans les systèmes endocriniens, l'activation des récepteurs est généralement associée à des effets inhibiteurs, des effets à la fois inhibiteurs et stimulants ont été démontrés dans le système immunitaire. La somatostatine module un certain nombre de fonctions immunitaires, notamment la prolifération des lymphocytes, la production d'immunoglobulines et la libération de cytokines pro-inflammatoires. Un traitement systémique ou local avec la somatostatine ou des analogues s'est avéré bénéfique dans des modèles de maladies auto-immunes et d'inflammation chronique et il a été proposé que la somatostatine puisse réguler l'équilibre local de la production de molécules pro- et anti-inflammatoires.

Le polypeptide pancréatique (PP) est localisé à la périphérie des îlots de Langerhans avec les cellules productrices de glucagon et de somatostatine, mais le PP est également présent dans le tractus gastro-intestinal, dans l'iléon et le côlon, ainsi que dans le système nerveux central et périphérique. C'est un peptide de 36 acides aminés dont la sécrétion est stimulée par l'ingestion de protéines et l'action vagale. Sa fonction la plus claire semble être l'inhibition de la sécrétion exocrine du pancréas. Elle inhibe également la sécrétion biliaire et les complexes moteurs migratoires intestinaux.La TRH est un tripeptide (pGlu-His-Pro) qui est libéré par l'hypothalamus et transporté par la porte jusqu'à l'hypophyse antérieure où il stimule la sécrétion de TSH. Chez l'homme, elle agit également comme un facteur de libération de la prolactine et joue un rôle de neurotransmetteur dans le système nerveux central. La présence de TRH a ensuite été démontrée dans d'autres zones extrahypothalamiques du système nerveux central, ainsi que dans d'autres tissus, notamment le tractus gastro-intestinal et le pancréas. Contrairement à l'hypothalamus, la teneur en TRH du pancréas est maximale à la naissance et diminue progressivement au cours des premières semaines de vie. De plus, un ARNm spécifique de la TRH a été détecté dans le pancréas fœtal qui atteint une concentration maximale dans les 48 heures précédant l'accouchement et décline rapidement pour atteindre les niveaux adultes deux semaines plus tard.

L'apparition de la TRH pancréatique dans les premiers jours après la naissance et sa diminution ultérieure suggèrent une implication possible de cette hormone. dans la maturation de la réponse des cellules des îlots de Langerhans au glucose, qui a lieu après la naissance, ou dans l'effet mitogène de l'hormone de croissance (GH), qui s'est avéré plus prononcé dans les îlots de Langerhans des animaux nouveau-nés. En outre, on pense que la TRH peut être impliquée dans la croissance de la masse des îlots de Langerhans (hypertrophie ou hyperplasie) pendant la période néonatale. Bien que la fonction de la TRH dans le pancréas adulte ne soit pas encore connue avec certitude, il a été suggéré que la TRH pourrait exercer des effets biologiques directs en modifiant les fonctions exocrines et endocrines du pancréas.

Comme toutes les hormones peptidiques, la TRH est synthétisée sous la forme d'un grand précurseur, qui est ensuite modifié pour donner naissance à la forme active de l'hormone.

Les effets physiologiques de la TRH sont médiés par la liaison à des récepteurs spécifiques sur la membrane plasmique. Au moins deux types de récepteurs de la TRH ont été identifiés : TRHR1 et TRHR2. Les deux semblent être couplés à des protéines G. La liaison de l'hormone au récepteur semble déclencher une cascade de phosphorylation. En outre, il a été décrit que l'AMPc, l'IP$_3$ et le Ca2+ peuvent jouer un rôle important dans la médiation des effets de la TRH.

Les récepteurs de la TRH sont largement distribués dans le système nerveux central et périphérique et dans d'autres tissus, notamment le pancréas, le thymus et les cellules épithéliales, ce qui suggère que la TRH pourrait également jouer un rôle dans le couplage entre le système immunitaire et le système neuroendocrinien.

L'amyline est un peptide de 37 acides aminés qui est synthétisé dans les cellules β du pancréas, et qui est cosécrété avec l'insuline, en réponse aux mêmes stimuli. L'amyline est considérée comme un régulateur important du métabolisme des glucides et ses implications dans le diabète ne se limitent pas à la seule formation d'amyloïdes. Parmi ses actions les plus importantes, citons :

• Il inhibe la sécrétion de glucagon, ralentit la vidange de l'estomac et envoie des signaux de satiété au cerveau.

• D'autres actions biologiques possibles de l'excès d'amyline comprennent une diminution de l'absorption du glucose, une augmentation de la libération de lactate par les cellules musculaires et une augmentation de la production de glucose hépatique ; elle peut également diminuer la sécrétion d'insuline endogène.

En général, on peut dire que toutes ses actions tendent à compléter les actions de l'insuline en réduisant les niveaux de glucose dans le sang. Il est synthétisé sous la forme d'un prépolypeptide de 89 acides aminés qui doit être hydrolysé pour donner naissance à la forme active du peptide de 37 acides aminés. Il possède également un pont disulfure entre les résidus 2 et 7 de la cystéine et un groupe amide à l'extrémité C-terminale. L'amyline est stockée dans les granules sécrétoires des cellules β des îlots et est cosécrétée avec l'insuline. Avec l'insuline et le glucagon, il contribue à la régulation de la glycémie. Des effets antihyperglycémiques ont été décrits pour l'amyline. Son effet le plus important semble être la régulation de l'absorption des glucides en modulant la vitesse de vidange gastrique. L'un des moyens par lesquels l'amyline régule les concentrations de glucose postprandiales est la suppression de la sécrétion postprandiale de glucagon. Cet effet de l'amyline sur la sécrétion de glucagon semble être régulé ou médié par des signaux transmis par le nerf vague aux îlots pancréatiques de Langerhans. Sans cette suppression pendant et après les repas, des concentrations élevées de glucagon contribueraient à l'hyperglycémie postprandiale. En outre, l'amyline module ou régule la vitesse à laquelle les aliments traversent l'estomac afin d'optimiser l'acheminement des nutriments pour leur absorption dans le duodénum. Cet effet de l'amyline tente de faire correspondre la présence de G circulant avec la capacité de l'I à stimuler l'absorption de G par les cellules des tissus sensibles à l'insuline (principalement le foie, les muscles et les tissus adipeux) et sa phosphorylation en GGP. Cet effet est également médié principalement par le nerf vague. Sans un apport optimal de nutriments, ceux-ci passeraient trop rapidement par l'estomac et arriveraient en excès (par rapport à la capacité de I à favoriser l'absorption de G par les cellules musculaires, graisseuses et hépatiques) dans le duodénum, où ils sont absorbés. Ainsi, sans la présence d'amyline, l'arrivée d'un excès de nutriments serait un autre facteur favorisant l'hyperglycémie postprandiale. L'amyline joue un rôle supplémentaire dans la réduction de la prise alimentaire et a, en outre, un effet positif sur le contrôle du poids corporel. Ces effets peuvent être médiés par le système nerveux central et sont indépendants des effets de l'amyline sur l'estomac. L'interaction complexe entre l'insuline, le glucagon et l'amyline est essentielle à la régulation postprandiale du glucose. Après le repas, l'insuline provoque une augmentation de l'absorption du glucose par les cellules sensibles à l'insuline, ce qui fait baisser la glycémie. Bien que le glucagon agisse à l'inverse, en augmentant les concentrations de glucose sanguin postprandiales, la sécrétion de glucagon est normalement supprimée pendant la période où la sécrétion d'insuline augmente. L'amyline collabore avec l'insuline, contribuant à réduire les taux de glucose postprandiaux en supprimant la sécrétion postprandiale de glucagon et en optimisant la libération des nutriments de l'estomac dans le duodénum.L'amyline inhibe également l'activité de la glycogène synthase musculaire, réduisant le stockage du glucose par le tissu musculaire et augmentant les taux de lactate plasmatique. D'autre part, bien que cela ne soit pas complètement prouvé, l'amyline semble induire la synthèse du glycogène dans le foie, augmente l'activité du cycle de Cori, empêche l'épuisement du glycogène dans le tissu musculaire et augmente les niveaux de lactate dans le plasma. glycogène et agit comme un système tampon supplémentaire contre l'hypoglycémie. Comme pour l'insuline, la destruction des cellules β caractéristique du diabète de type 1 entraîne une perte de production d'amyline qui pourrait être associée à des troubles gastro-intestinaux importants. En outre, l'accélération de la vidange gastrique due à la déficience en amyline pourrait contribuer à l'élévation de la glycémie postprandiale observée chez les patients atteints de diabète de type 1. En d'autres termes, le diabète sucré est caractérisé par une carence à la fois en insuline et en amyline.

Un excès de glucagon est présent dans le diabète de type 2, surtout dans la période post-absorptive immédiate. Le résultat net d'une carence en insuline et en amyline et d'un excès de glucagon est une augmentation des concentrations de glucose sanguin postprandial.

Le rôle potentiel de l'amyline dans la pathogenèse du diabète peut être classé en trois catégories :

a. Formation d'amyloïdes dans les îlots de Langerhans, avec pour conséquence des dommages aux cellules β.

b. Effet local ou paracrine sur la sécrétion d'insuline et d'autres hormones des îlots de Langerhans.

c. Effet hormonal sur les tissus périphériques.

L'amyline est augmentée dans le DM de type 2 et diminuée dans le DM de type 1 et semble être liée à la cause de la résistance à l'insuline dans le foie et les muscles squelettiques, bien qu'en réalité l'excès ou la carence de cette substance fasse l'objet de recherches actives.

Le peptide C est libéré de façon équimolaire avec l'insuline, ce qui a conduit à l'utilisation de sa mesure pour l'évaluation clinique de l'activité résiduelle des îlots de Langerhans chez les patients diabétiques. Bien que l'on ait d'abord pensé que sa fonction la plus importante était de faciliter l'emballage de la molécule de proinsuline de manière à faciliter la formation de ponts disulfures, il a été utilisé pour l'évaluation clinique de l'activité résiduelle des îlots de Langerhans chez les patients diabétiques. entre les chaînes A et B de l'insuline, on pense maintenant que le peptide C pourrait également avoir un rôle physiologique. À cet égard, il a été démontré que les patients diabétiques ayant une activité sécrétoire d'insuline résiduelle contrôlent mieux leur glycémie. En outre, l'administration de quantités physiologiques de peptide C à des patients atteints de diabète de type 1 semble améliorer la fonction rénale, en réduisant l'hyperfiltration glomérulaire et l'excrétion urinaire d'albumine. Le peptide C augmente également le débit sanguin, l'absorption d'oxygène et l'utilisation du glucose par les tissus, ce qui soutient l'idée d'un rôle physiologique possible du peptide C.Les mécanismes d'action par lesquels le peptide C exerce ses effets ne sont pas entièrement compris, mais il a été suggéré que ces effets pourraient être liés à une augmentation de l'activité de la Na+/K+-ATPase liée aux membranes cellulaires.

Les îlots de Langerhans ne produisent pas seulement des hormones peptidiques. D'autres marqueurs tels que des enzymes, des peptides, des cytokines ou des systèmes de cycle cellulaire, notamment les kinases dépendantes de la cycline et les facteurs analogues à l'insuline (IGF), peuvent également être trouvés dans les îlots. Les kinases cycline-dépendantes (cdk) sont des molécules de poids moléculaire moyen qui présentent une structure protéique caractéristique composée de deux lobes entre lesquels se trouve le centre catalytique, où est inséré l'ATP qui sera le donneur de groupe phosphate. Dans le canal d'entrée du centre catalytique se trouve une thréonine qui doit être phosphorylée pour que la kinase puisse agir. Cependant, dans le centre lui-même se trouvent deux thréonines qui, lorsqu'elles sont phosphorylées, inhibent la kinase et une région de liaison aux cyclines appelée PSTAIRE. Il existe une troisième région dans la cdk, éloignée du centre catalytique, à laquelle se lie la protéine CKS, qui régule l'activité kinase de la cdk. L'activation et l'inactivation séquentielles des kinases dépendantes des cyclines pourraient constituer un mécanisme de régulation du cycle cellulaire. Dans les cellules de mammifères, au moins neuf cdk et plus de 16 cyclines. Chacun des complexes cdk-cycline peut être impliqué dans la régulation de l'élongation transcriptionnelle par la phosphorylation de l'extrémité carboxyle-terminale de la grande sous-unité de l'ARN polymérase II.Les altérations de l'expression du gène cdk semblent jouer un rôle dans le diabète de type 1 et de type 2.Les IGF sont des polypeptides avec une séquence de type insuline qui peuvent déclencher des réponses de type insuline, y compris la mitogenèse dans les cellules en culture. Au moins deux peptides ayant une activité analogue à celle de l'insuline ont été décrits : l'IGF-I (IGF1) et l'IGF-II (IGF2). L'IGF-II est considéré comme un facteur de croissance primaire nécessaire au développement précoce, tandis que l'expression de l'IGF-I est observée plus tard et est une conséquence de l'action de la GH sur de multiples tissus. Tous deux sont formés par une chaîne polypeptidique de 70 et 67 acides aminés, respectivement. Les résidus 3-29 de l'IGF-I et 6-32 de l'IGF-II sont homologues à la chaîne B de l'insuline et sont appelés domaines B des IGF. Les domaines C sont analogues, en termes de localisation, au domaine C de la proinsuline mais avec une séquence plus courte et sans homologie entre eux ou avec la proinsuline. Viennent ensuite les domaines A, résidus 42-62 de l'IGF-I et 41-61 de l'IGF-II, qui sont homologues à la chaîne A de l'insuline. La séquence carboxyl-terminale est courte, n'a pas d'homologie avec l'insuline et est connue comme le domaine D. Contrairement à l'insuline, qui était formée de deux chaînes, les IGF sont formés d'une seule chaîne polypeptidique comportant trois hélices (Ala 8-Val 17, Val 44-fen 49, Leu 54-Met 59) et trois ponts disulfure (Cis 6-48, Cis 18-61, Cis 47-52). Pour exercer leurs actions, ils se lient aux récepteurs de type 1 (IGF-1R) et de type 2 qui, comme le récepteur de l'insuline, appartiennent au groupe des récepteurs couplés à une activité tyrosine kinase. L'IGF-I peut se lier aux récepteurs de type 1 et, avec une faible affinité, au récepteur de l'insuline. L'IGF-II se lie aux récepteurs de type 2 (IGF-2R) avec une forte affinité et avec une faible affinité aux récepteurs de type 1, mais ne se lie pas aux récepteurs de l'insuline.

Récemment, l'IGF-I et l'IGF-1R ont été identifiés dans les cellules des îlots de Langerhans, ce qui suggère que le système IGF-I/IGF-1R pourrait jouer un rôle dans le développement des cellules β. De manière surprenante, aucune altération du développement cellulaire n'a été constatée chez les souris présentant des altérations de l'IGF-I ou de l'IGF-1R. Cependant, ces souris présentaient des altérations de la réponse sécrétoire de l'insuline au glucose, ce qui semble suggérer un rôle régulateur de ce système dans le mécanisme sécrétoire. L'IGF-1, par l'intermédiaire de son récepteur, régule à la fois la croissance et la différenciation des cellules de la lignée ostéoblastique. Ainsi, ce facteur stimule la prolifération et la différenciation des précurseurs ostéoblastiques, et potentialise la synthèse du collagène de type 1, diminue sa dégradation et augmente la minéralisation dans les ostéoblastes matures. L'IGF-1 est piégé dans la matrice osseuse, étant libéré dans la phase de résorption, comme d'autres facteurs modulant le remodelage osseux local. Ce peptide a été mis en relation avec la pathogenèse de la perte de masse osseuse associée au diabète. Ainsi, les rats diabétiques présentent de faibles taux circulants de ce facteur, similaires à ceux observés chez les patients atteints de diabète de type 1 et d'ostéoporose. En outre, ces patients présentent une diminution des taux sériques de la protéine de liaison à l'IGF-1 de type 3 (IGFBP-3) et une augmentation des taux d'IGFBP-1. Toutefois, dans un groupe de patients atteints de diabète de type 2, qui présentent une densité minérale osseuse (DMO) réduite (bien que supérieure à celle du type 1), on a constaté que les taux sériques d'IGF-1 étaient normaux et que les taux d'IGFBP-3 diminuaient, mais que les taux d'IGFBP-1 augmentaient légèrement. Les niveaux d'IGFBP-5 semblent être similaires dans les deux types de diabétiques, bien qu'ils soient bien inférieurs à ceux des témoins non diabétiques. D'autre part, le traitement par l'IGF-1 rétablit une croissance osseuse normale chez les rats diabétiques. Cependant, l'administration de ce facteur dans deux études indépendantes, pendant 28 jours et 6 mois, respectivement, à des femmes ménopausées n'a pas entraîné d'augmentation de la DMO, bien qu'elle ait augmenté certains marqueurs de la formation osseuse. Le polypeptide amyloïde insulaire (IAPP) est composé de 37 acides aminés qui sont normalement produits dans les cellules β et stockés avec l'insuline dans les granules sécrétoires. L'IAPP est dérivé d'un propeptide précurseur, le preproIAPP, qui est transformé en proIAPP avec un clivage enzymatique ultérieur par des prohormone convertases (PC2 et PC1/3). La libération d'IAPP par la cellule β se produit en réponse à des stimuli nutritionnels de la même manière que l'insuline, car elles sont sécrétées de concert. Les niveaux plasmatiques de l'IAPP à jeun sont de 10 à 15% de ceux de l'insuline et dans l'état postprandial près de 1%, étant métabolisés au niveau rénal. Le dépôt amyloïde dans l'îlot est présent dans approximativement 90% des diabétiques de type 2, étant rare chez les non-diabétiques. Les niveaux d'IAPP sont élevés dans les états de résistance à l'insuline, et diminués chez les patients intolérants au glucose et diabétiques, en parallèle avec la réduction de la libération d'insuline. Parmi les fonctions attribuées à l'IAPP figurent la suppression de l'absorption du glucose musculaire médiée par l'insuline, l'inhibition de la libération d'insuline et la suppression de la libération de glucagon. L'accumulation d'IAPP dans les îlots pancréatiques entraîne une diminution de la masse des cellules β, due à la mort cellulaire par apoptose secondaire aux changements morphologiques de la cellule, et par l'activation de multiples voies d'apoptose telles que Fas, les caspases 3 à 8, l'augmentation de l'expression des gènes proapoptotiques, c-fos, fosB, c-jun, et junB, en plus de l'augmentation de l'expression des marqueurs d'apoptose tels que p53 et p21. Il a été suggéré qu'une transformation insuffisante de la proIAPP en réponse au stress oxydatif pourrait jouer un rôle dans le déclenchement de l'accumulation d'amyloïde dans les îlots de L'amyloïdose des îlots de L'amyloïdose des îlots peut également réduire la réplication des cellules β, car les cellules en division sont plus sensibles à l'action cytotoxique de l'amyloïde, et pourrait être le mécanisme par lequel il n'y a pas d'augmentation de la masse des cellules β chez les sujets diabétiques (Fernández- Tresguerres J. A., et al., 2010).

Physiopathologie du diabète

(Tiré littéralement de : "Le carrefour du diagnostic syndromique". Vol. 2023. Garcia & Garcia) Le tissu adipeux ne sert pas seulement à stocker le glucose ; il produit également une vingtaine de types d'hormones, dont un transmetteur, une enzyme qui indique au cerveau qu'il n'y a plus de nourriture ; le tissu adipeux a une fonction extraordinaire, il génère beaucoup d'hormones et parmi celles-ci une enzyme qui dit à l'hypothalamus de ne plus manger, alors l'appétit est perdu à ce moment-là, c'est ce qui se passe quand on se réveille à jeun et qu'on ne veut pas manger, parce qu'il y a eu une alimentation endogène de glucose et que l'adipocyte a été rempli à nouveau et dit je suis plein, ne mange pas. Garcia, l'adipocyte a été rempli à nouveau et dit je suis plein, ne mange pas. Le pancréas est une glande à sécrétion mixte, il a une partie externe (98%) qui est dédiée à la production de sucs digestifs et seulement 2% correspond aux îlots de Langerhans qui sont dédiés à la production endogène de certaines hormones, mais trois sont les plus importantes : L'insuline, le glucagon et la somatostatine ; 15% du sang qui atteint le pancréas va aux îlots de Langerhans qui ne sont que 2% et qui ont besoin de beaucoup de sang parce qu'ils travaillent toute la journée, il y a trois situations qui stimulent le pancréas : le système sympathique, parasympathique et par d'autres signaux neuroendocriniens. Certaines sont induites par certaines substances produites dans la muqueuse gastrique ou dans les cellules pancréatiques non bêta et circulent liées au HDL (une variété de cholestérol de haut poids moléculaire), à l'oxyntomoduline, au peptide Y, à la collicystokinine, au glucagon-like peptide qui est également produit dans le tractus gastro-intestinal.

Il existe des hormones similaires aux hormones correspondantes qui sont produites comme dans le cas du glucagon-like peptide et d'autres qui sont produites par des cellules tumorales comme dans le cas de la parathormone qui est produite uniquement par des cellules tumorales, en l'occurrence celle-ci. Le peptide n'est produit que lorsque le glucagon qui est produit dans l'intestin au moyen de la circulation portale arrive immédiatement et arrête de produire le glucagon de sorte que tout processus de néoglucogenèse est suspendu, il y en a qui sont produits dans les cellules adipeuses comme la lécithine qui est celle qui coupe l'appétit c'est celle qui produit lorsque le ventre est déjà rempli d'adipocytes et stimule l'hypothalamus et c'est là que se trouve le centre de l'appétit, le placenta permet également le passage de substances, le muscle squelettique, sein, rappelez-vous qu'il ya une question dans l'allaitement du produit, il ya la consommation de calories aussi lorsque les seins de la femme qui est enceinte sont pleins réduit également les besoins en glucose et que produit pas plus faim juste l'allaitement de la réserve est terminée et je veux manger et quand les femmes mangent, Eh bien, voyons, c'est important, les cellules bêta qui produisent de l'insuline sont super protégés, les îlots de Langerhans sont protégés, mais à l'intérieur d'eux les cellules bêta sont au centre, bien protégé, et de ces 2% seulement 6% sont des cellules bêta ; donc la quantité du pancréas dédiée à la production d'insuline est très petite, alors dans un travail excessif ils peuvent être endommagés et une fois qu'on arrive à la moitié de celle-ci, il y a un manque de contrôle et le glucose augmente, ces substances sont généralement stockées jusqu'à leur sortie dans les lysosomes et sont produites dans le réticulum endoplasmique, car ce sont les usines des cellules, chaque cellule est spécialisée dans une activité, alors le noyau dit au réticulum endoplasmique qu'il faut produire de l'insuline, Ensuite, le noyau indique l'ARN et les ribosomes envoient l'ARN messager, ce qui indique au réticulum endoplasmique rugueux et à l'appareil de Golgi sa production, dans ce cas l'insuline est stockée dans les lysosomes ou les microtubules et quand elle est requise, les lysosomes s'ouvrent pour remplir la fonction correspondante, dans les neurones se trouvent les granules de Nissl, seulement il y a un problème, dans les neurones de nouveaux produits ne sont pas synthétisés et ils sont réutilisés, ils sont recyclés ; nous avons déjà dit que le glucose est vital, qu'il est notre carburant et que le système nerveux central en dépend, vous savez déjà que le glucose pour être transporté nécessite un GLUT, et bien dans la métabolisation de tout ce processus est impliqué l'insuline, la proinsuline, ils participent l'enzyme, il y a la phosphorylation, les processus pour réguler la production d'insuline ; mais d'autres cellules aussi le potassium et le calcium sont essentiels pour l'activité cellulaire, il faut se rappeler que les canaux d'entrée et de sortie des électrolytes modifient la perméabilité cellulaire pour qu'il puisse sortir de la cellule, les lysosomes ; alors il n'est pas rare pour nous que le potassium, le sodium et le calcium interviennent en permanence et bien sûr ce qui sécrète l'adénosine triphosphate perdant des ions phosphate est que tout le métabolisme intracellulaire se produit, la proinsuline a 86 acides aminés et l'insuline 51 acides aminés. Dans ce cas, nous avons un avantage qui fait la différence avec l'hypertension artérielle. N'oubliez pas qu'il s'agit d'une maladie multigénique, c'est pourquoi il est si difficile de la prévenir, car dans cette pathologie, il y a beaucoup de gènes qui sont liés. Dans le cas de l'insuline, c'est dans le chromosome numéro 11 du bras court que se trouvent les gènes liés aux processus de formation de l'insuline, c'est pourquoi ils sont déjà opérés ; cependant, la chirurgie génétique est encore illégale.La chirurgie génétique greffe un gène de pancréas de lapin à partir de cellules préalablement cultivées chez une personne ayant un problème de diabète, rappelez-vous que nous avions dit que les tissus endocriniens du pancréas correspondent à 2% et que sur ce pourcentage 6% sont des cellules bêta. Si les aliments ne passent pas par le tube digestif, la production d'insuline n'est pas non plus activée ; il faut se rappeler que plusieurs hormones sont produites avec la digestion ; par exemple, le glucagon entérique active la production biphasique d'insuline endogène, donc la glycémie augmente même si le patient n'est pas diabétique et le médecin doit administrer de l'insuline parentérale ; car au troisième jour de jeûne, le glucose endogène est produit par néoglycogenèse et sans production d'insuline. La meilleure réponse à l'insuline est donc l'administration de glucose par voie orale en raison de la sécrétion de peptides. La production biphasique d'insuline endogène s'exprime comme suit : le passage des aliments dans le tube digestif active la production d'insuline stockée dans les lysosomes des cellules bêta des îlots de Langerhans du pancréas, qui est suffisante pour deux heures ; en même temps, la transformation de la proinsuline en insuline est initiée, qui est sécrétée deux heures après l'ingestion des aliments. Les récepteurs de l'insuline sont un domaine formé de deux parties, une chaîne alpha qui se trouve à l'extérieur de la membrane (à laquelle l'insuline se lie) et une chaîne bêta qui se trouve à l'intérieur de la cellule, ces deux chaînes sont reliées par des ponts disulfures. On parle de stéatose hépatique non alcoolique lorsque le poids du foie dépasse 5 % du poids normal du foie. Cela est dû au fait qu'il existe une relation directe avec la quantité de glycogène que possède le foie, cet événement lorsqu'il n'est pas médié par la consommation d'alcool correspond sûrement à la présence du syndrome métabolique. Le foie a une plus grande capacité que le reste des organes à accumuler du glycogène, parce qu'il doit toujours avoir du glycogène, quand il a besoin de glucose, il transforme simplement la graisse qui est une réserve et le foie envoie chercher la graisse partout où elle se trouve, même dans les yeux, c'est pourquoi quand le patient est mal nourri, même les yeux sont enfoncés ; après avoir consommé toutes les graisses, il continue à métaboliser les protéines, puis il commence, tout d'abord, avec le tissu musculaire, qui peut être remplacé, car le foie doit effectuer ce processus toutes les deux heures, il continue en laissant l'épiploon sans graisse, les patients atteints du syndrome métabolique ont une obésité centrale et bien qu'ils ne soient pas obèses, la graisse entre la peau et le muscle n'est pas importante. L'accumulation de glycogène dans l'adipocyte comme organe cible pour le stocker ; le glucose entre et se transforme en glycogène et ce processus permet la formation d'acide gras, ce sont des déchets. C'est pourquoi les patients qui souffrent de malnutrition due à la famine, disons qu'ils n'ont pas pu manger pour diverses raisons, peuvent générer un coma cétoacidosique car il y a une grande quantité d'acides gras et ils peuvent Cela arrive aux patients atteints de diabète de type 1 qui ne produisent pas d'insuline, et lorsque la voie de la gluconéogenèse est activée, de grandes quantités d'acides gras sont produites, dans ce processus les triglycérides interviennent avec l'insuline pour la transformation du glucose en glycogène en le déposant dans les adipocytes et le résultat métabolique est les acides gras.

Nous avons diverses pathologies où il y a un excès d'insuline et le glucagon n'y est pour rien. Le pancréas peut produire un excès d'insuline par une tumeur appelée insulinome, il existe également des tumeurs produisant du glucagon qui sont appelées glucagonomes, ce sont des tumeurs très rares ; cependant, les tumeurs autonomes produisant du glucagon sont plus fréquentes que les tumeurs produisant de l'insuline. D'autre part, l'insuline, en plus de participer au métabolisme du glucose, augmente également le potassium, le magnésium et le phosphore. Le diabète de type 1 est l'absence d'insuline pour deux raisons : il est né sans cellules bêta pancréatiques produisant cette hormone ou il a eu une maladie auto-immune où ses immunoglobulines ont attaqué le pancréas et détruit les îlots de Langerhans, principalement les cellules bêta, les attaquant comme des corps étrangers et le patient s'est retrouvé sans production d'insuline. Dans le diabète de type 2, ce n'est pas qu'il n'y a pas d'insuline, mais c'est un problème de sensibilité à l'insuline. Le diabète sucré de type 1 est également appelé insulinodépendant parce qu'il ne produit pas d'insuline, tandis que le diabète sucré de type 2 n'est pas insulinodépendant, à moins qu'il ne soit très avancé et que les cellules bêta des îlots de Langerhans aient été détruites ; cependant, chaque jour, on a davantage tendance à commencer à utiliser l'insuline tôt, rappelez-vous que nous avions dit que la metformine était un passe-partout pour l'insuline. Le patient atteint de diabète de type 1 n'a rien à faire avec la metformine car il n'a pas de résistance, on le met sous insuline et le problème est réglé. Mais le patient atteint de diabète de type 2 qui doit utiliser de l'insuline, nous devons lui donner de la metformine parce que l'insuline exogène ne va pas non plus pouvoir se lier facilement aux récepteurs. Le glucagon est un peptide de 29 acides aminés qui est chargé de maintenir la glycémie, il inhibe la néoglycogenèse, les cellules alpha des îlots de Langerhans produisent le glucagon, elles sont beaucoup plus nombreuses que les cellules bêta, car si nous n'avons pas de glucagon nous mourons ; même si vous ne mangez pas le glucagon sert non seulement à métaboliser les graisses mais aussi les protéines, avec cela le foie initie la néoglucogenèse transformant ce qu'il trouve en glucose, la biologie est extraordinaire, les processus avec le glucagon sont simples et il n'y a pas de défauts ou de problèmes de résistance. Le glucagon n'a pas besoin d'un récepteur comme l'insuline, donc la fonction du glucagon est de maintenir la glycémie, s'il avait besoin d'un récepteur comme l'insuline, les patients mourraient, c'est pourquoi le glucagon arrive quand on en a besoin, il arrive sans rien. Sans glucagon, les patients ne survivent pas, c'est ce qui se passerait dans une pathologie due à une insuffisance de glucagon.

En ce qui concerne la prise alimentaire, la suppression du glucagon est produite par un peptide semblable au glucagon qui atteint le foie et se stabilise, la production de glucagon dans le pancréas est suspendue. S'il y a une hypoglycémie, le glucagon est activé pour qu'il y ait une glucogenèse, il y a des gens qui croient qu'ils ne peuvent manger que des légumes ou que de la viande, nous sommes des omnivores. Donc ces patients qui ne mangent que de la viande et qui ne mangent pas de légumes peuvent générer une exagération des albumines et ces patients ont un glucagon élevé pour détruire l'hyperalbuminémie qu'il y a cette augmentation des acides aminés parce que ça fait aussi des dégâts, ça va produire un trouble de l'osmolarité. Chaque processus métabolique s'améliore avec l'exercice, le meilleur de tous est de marcher au moins 20 minutes par jour et vous verrez que votre vie changera. Les pathologies du glucagon sont rares, s'ils sont nés avec ce défaut ils ne survivent pas ou peut-être ils ne sont pas nés, car le glucagon est la source de vie, si l'individu n'a pas mangé il permet la glucogenèse (Garcia & Garcia, 2023).

RÉSULTATS

Généralités pour l'analyse statistique

Tous les indicateurs ont été analysés en fonction de seuils spécifiques pour l'âge, le sexe et la localisation territoriale. Les tranches d'âge utilisées dans les analyses correspondent aux normes internationales et permettent une comparaison avec des études similaires. Les analyses statistiques ont été effectuées dans le programme statistique IBM® SPSS Statistics®, en utilisant les commandes svy, qui ont pris en compte les aspects du plan de sondage. Dans un premier temps, la distribution de chacune des variables de l'échantillon a été analysée, puis les prévalences et les intervalles de confiance à 95% ont été calculés pour chaque catégorie des variables décrites ci-dessus, dans la population élargie. Ensuite, les prévalences ont été ventilées en fonction de certaines caractéristiques sociodémographiques. Enfin, les différences entre les différentes prévalences ont été évaluées en fonction des intervalles de confiance à 95%.

Limites de la recherche : Cette étude a été menée à petite échelle ; les résultats ne peuvent donc pas être généralisés.

Groupes d'âge, sexe, résidence habituelle, complications du diabète, maladies chroniques antérieures, données sur les antécédents médicaux métaboliques, types de diabète sucré, diagnostic et adhésion au traitement du diabète sucré.

L'échantillon reflétait la participation de 56,21% de femmes et 43,8% d'hommes (Tableau 1). La répartition ethnique était la suivante : Mestizo 77,8 %, Noir 2,2 %, Blanc 3,9 %, Montubio 15,9 %, Quichua 0,2 % et Autre 0,1 %. (Tableau 2) En ce qui concerne l'âge des citoyens de l'échantillon, il se répartit comme suit : Jeune adulte (18 %), Adulte moyen (50,1 %), Adulte plus âgé (28,9 %) et Moins de 19 ans (3 %). (Tableau 3). Les 740 citoyens de l'échantillon se répartissent comme suit en fonction de leur résidence habituelle : 33,5% vivent dans le canton de Manta, 49,9% dans le reste de Manabí et 16,6% dans le reste de l'Equateur (tableaux 4 et 5).

Tableau 1 : Sexe				
	Fréquence	Pourcentage	Pourcentage valide	Pourcentage cumulé
Femme	416	56,2	56,2	56,2
Homme	324	43,8	43,8	100,0
Total	740	100,0	100,0	

Graphique 1 : Sexe. Fréquence

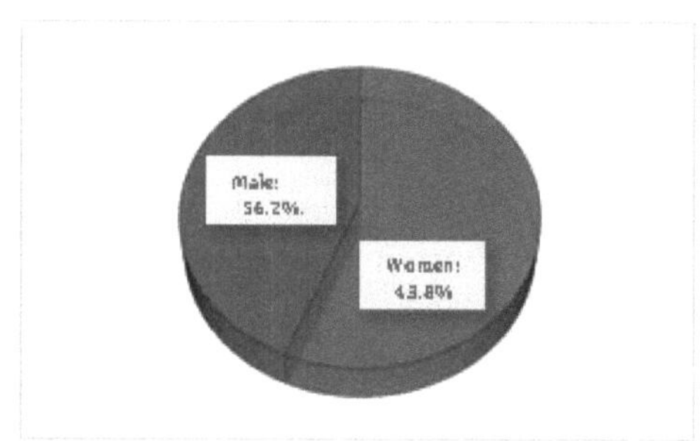

Tableau 2 : Ethnicité				
	Fréquence	Pourcentage	Pourcentage valide	Pourcentage cumulé
Mongrel	576	77,8	77,8	77,8
Noir		2,2	2,2	80,0
Blanc		3,9	3,9	83,9
Montubio		15,9	15,9	99,9
Autres	1	,1	,1	100,0
Total	740	100,0	100,0	

Tableau 3 : Groupes d'âge				
	Fréquence	Pourcentage	Pourcentage valide	Pourcentage cumulé
Jeune adulte		18,0	18,0	18,0
Personnes âgées	214	28,9	28,9	46,9
Adulte moyen	371	50,1	50,1	97,0
Moins de 19 ans		3,0	3,0	100,0
Total	740	100,0	100,0	

Tableau 4 : Résidence habituelle				
Fréquence		Pourcentage	Pourcentage valide	Pourcentage cumulé
Couverture	248	33,5	33,5	33,5
Reste de Manabí	369	49,9	49,9	83,4
Reste de l'Équateur		16,6	16,6	100,0
Total	740	100,0	100,0	

Tableau 5 : Résidence habituelle : Canton Manta				
Paroisses	Fréquence	Pourcentage	Pourcentage valide	Pourcentage cumulé
Couverture	148	59,7	59,7	59,7
Tarqui		10,9	10,9	70,6
Los Esteros	45	18,1	18,1	88,7
Eloy Alfaro		6,0	6,0	94,8
San Mateo		1,6	1,6	96,4
San Lorenzo		2,8	2,8	98,0
Sainte Marianita		,8	,8	100,0
Total	248	100,0	100,0	

Dans le cadre des questions sur les complications du diabète, nous avons analysé : maladies cardiaques, maladies rénales, maladies oculaires, cancer de la vessie, fractures osseuses, dyslipidémie, hypertriglycéridémie, pancréatite, douleurs articulaires, candidose vaginale, hypotension artérielle, infections urinaires, pied diabétique, hypoglycémie, acidocétose diabétique ; qui ont été mises en contraste avec les questions suivantes maladies chroniques antérieures, données sur les antécédents médicaux métaboliques, types et types de diabète sucré, diagnostic et respect du traitement indiqué pour le diabète sucré ou le syndrome métabolique. Pharmacologique (metformine ou sensibilisateur, antidiabétique oral, insulinothérapie), diététique et exercice physique. L'analyse statistique a révélé les résultats significatifs suivants en ce qui concerne les maladies cardiaques, les dyslipidémies, les hypertriglycéridémies et les douleurs articulaires. Dans tous les cas publiés ci-dessous, les tests de chi-deux ont donné un $p < 0,05$ ou $< 0,01$. Les maladies cardiaques étaient présentes chez 37,2% des sujets de l'échantillon (tableau 6). La dyslipidémie était présente chez 35,4% (tableau 7). L'hypertriglycéridémie était présente dans 41,8 % des cas (tableau 8). Douleur 67,4 % (tableau 9).

Tableau 6 : Maladies cardiaques			
	Fréquence	Pourcentage	Pourcentage valide	Pourcentage cumulé
Non	448	60,5	60,5	60,5
Oui	275	37,2	37,2	97,7
n/c		2,3	2,3	100,0
Total	740	100,0	100,0	

Tableau 7 : Dyslipidémies			
	Fréquence	Pourcentage	Pourcentage valide	Pourcentage cumulé
Non	424	57,3	57,3	57,3
Oui	262	35,4	35,4	92,7
n/c		7,3	7,3	100,0
Total	740	100,0	100,0	

Tableau 8 : Hypertriglycéridémies			
	Fréquence	Pourcentage	Pourcentage valide	Pourcentage cumulé
Non	376	50,8	50,8	50,8
Oui	309	41,8	41,8	92,6
n/c		7,4	7,4	100,0
Total	740	100,0	100,0	

Encadré 9 : Douleurs articulaires			
	Fréquence	Pourcentage	Pourcentage valide	Pourcentage cumulé
Non	241	32,6	32,6	32,6
Oui	499	67,4	67,4	100,0
Total	740	100,0	100,0	

44,7% n'ont pas adhéré au traitement pharmacologique par Metformine ou sensibilisateurs (tableau 10), 45,1% n'ont pas adhéré au traitement diététique (tableau 11), 63,8% n'ont pas adhéré au traitement par l'exercice physique (tableau 12).

Tableau 10 : Adhésion au traitement : metformine ou sensibilisateur			
	Fréquence	Pourcentage	Pourcentage valide	Pourcentage cumulé
Non	331	44,7	44,7	44,7
Oui	409	55,3	55,3	100,0
Total	740	100,0	100,0	

Tableau 11 : Adhésion au traitement : Régime alimentaire				
	Fréquence	Pourcentage	Pourcentage valide	Pourcentage cumulé
Non	334	45,1	45,1	45,1
Oui	406	54,9	54,9	100,0
Total	740	100,0	100,0	

Tableau 12 : Adhésion au traitement : Exercice				
	Fréquence	Pourcentage	Pourcentage valide	Pourcentage cumulé
Non	472	63,8	63,8	63,8
Oui	268	36,2	36,2	100,0
Total	740	100,0	100,0	

En ce qui concerne les patients ayant reçu le diagnostic de diabète sucré : le tableau de contingence 1 montre que 37,2 % d'entre eux présentent des complications cardiaques ; le tableau de contingence 2 montre que 35,4 % d'entre eux présentent des complications de dyslipidémie ; le tableau de contingence 3 montre que 41,8 % d'entre eux présentent des complications d'hypertriglycéridémie ; le tableau de contingence 4 montre que 67,4 % d'entre eux présentent des complications de douleurs articulaires.

Tableau de contingence 1 : Groupe d'âge au moment du diagnostic du diabète * Complications DM : Maladie cardiaque			Maladies cardiaques			Total
			Non	Oui	n/c	
Groupe d'âge au moment du diagnostic du diabète	Jeune adulte	Comte	218			345
		% dans le cadre du diagnostic G.E. de DM	63,2%	33,3%	3,5%	100,0%
		% dans les maladies cardiaques	48,7%	41,8%	70,6%	46,6%
		du total	29,5%	15,5%	1,6%	46,6%
	Personnes âgées	Comte			1	
		% dans le cadre du diagnostic G.E. de DM	30,3%	66,7%	3,0%	100,0%
		% dans les maladies cardiaques	2,2%	8,0%	5,9%	4,5%
		du total	1,4%	3,0%	,1%	4,5%
	Adulte moyen	Comte				310
		% dans le cadre du diagnostic G.E. de DM	57,7%	41,0%	1,3%	100,0%
		% dans les maladies cardiaques	40,0%	46,2%	23,5%	41,9%
		du total	24,2%	17,2%	,5%	41,9%
	Moins de 19 ans	Comte			0	52
		% dans le cadre du diagnostic G.E. de DM	78,8%	21,2%	,0%	100,0%
		% dans les maladies cardiaques	9,2%	4,0%	,0%	7,0%
		du total	5,5%	1,5%	,0%	7,0%
Total		Comte	448	275		740
		% dans le cadre du diagnostic G.E. de DM	60,5%	37,2%	2,3%	100,0%
		% dans les maladies cardiaques	100,0%	100,0%	100,0%	100,0%
		du total	60,5%	37,2%	2,3%	100,0%

Tests khi-deux	Valeur	gl	Signe asymptotique (bilatéral)
Chi-deux de Pearson	27,282a		,000
Rapport de vraisemblance	28,509		,000
N de cas valides	740		
a. 2 cellules (16,7 %) ont une fréquence attendue inférieure à 5. La fréquence attendue minimale est de 0,76.			

Tableau de contingence 2 : Groupe d'âge au moment du diagnostic du diabète * Complications du DM : Dyslipidémie

			Dyslipidémies		Total	
			Non	Oui	n/c	
Groupe d'âge au moment du diagnostic du diabète	Jeune adulte	Comte	191	132		345
		% dans le G.E. au moment du diagnostic de DM	55,4%	38,3%	6,4%	100,0%
		% dans CompDM : Dyslipidémies	45,0%	50,4%	40,7%	46,6%
		du total	25,8%	17,8%	3,0%	46,6%
	Personnes âgées	Comte				
		% dans le G.E. au moment du diagnostic de DM	60,6%	21,2%	18,2%	100,0%
		% dans Dyslipidémies	4,7%	2,7%	11,1%	4,5%
		du total	2,7%	,9%	,8%	4,5%
	Adulte moyen	Comte	173	115		310
		% dans l'E.G. au moment du diagnostic de DM	55,8%	37,1%	7,1%	100,0%
		% dans Dyslipidémies	40,8%	43,9%	40,7%	41,9%
		du total	23,4%	15,5%	3,0%	41,9%
	Moins de 19 ans	Comte				
		% dans l'E.G. au moment du diagnostic de DM	76,9%	15,4%	7,7%	100,0%
		% dans Dyslipidémies	9,4%	3,1%	7,4%	7,0%
		du total	5,4%	1,1%	,5%	7,0%
Total		Comte	424	262		740
		% dans le G.E. au moment du diagnostic de DM	57,3%	35,4%	7,3%	100,0%
		% dans Dyslipidémies	100,0%	100,0%	100,0%	100,0%
		du total	57,3%	35,4%	7,3%	100,0%

Tests khi-deux			
	Valeur	gl	Signe asymptotique (bilatéral)
Chi-deux de Pearson	18,500a		,005
Rapport de vraisemblance	18,484		,005
N de cas valides	740		
a. 2 cellules (16,7%) ont une fréquence attendue inférieure à 5. La fréquence attendue minimale est de 2,41.			

Tableau de contingence 3 : Groupe d'âge au moment du diagnostic du diabète * Complications du diabète : hypertriglycéridémies

			Hypertriglycéridémies			Total
			Non	Oui	n/c	
Groupe d'âge au moment du diagnostic du diabète	Jeune adulte	Comte		162		345
		% dans l'E.G. au moment du diagnostic de DM	46,4%	47,0%	6,7%	100,0%
		% dans Hipertriglyceridemias	42,6%	52,4%	41,8%	46,6%
		du total	21,6%	21,9%	3,1%	46,6%
	Personnes âgées	Comte				
		% dans le G.E. au moment du diagnostic de DM	57,6%	24,2%	18,2%	100,0%
		% dans Hipertriglyceridemias	5,1%	2,6%	10,9%	4,5%
		du total	2,6%	1,1%	,8%	4,5%
	Adulte moyen	Comte				310
		% dans le G.E. au moment du diagnostic de DM	51,9%	41,0%	7,1%	100,0%
		% dans Hipertriglyceridemias	42,8%	41,1%	40,0%	41,9%
		du total	21,8%	17,2%	3,0%	41,9%
	Moins de 19 ans	Comte				52
		% dans le G.E. au moment du diagnostic de DM	69,2%	23,1%	7,7%	100,0%
		% dans Hipertriglyceridemias	9,6%	3,9%	7,3%	7,0%
		du total	4,9%	1,6%	,5%	7,0%
Total		Comte	376	309		740
		% dans le G.E. au moment du diagnostic de DM	50,8%	41,8%	7,4%	100,0%
		% dans Hipertriglyceridemias	100,0%	100,0%	100,0%	100,0%
		du total	50,8%	41,8%	7,4%	100,0%

Tests khi-deux			
	Valeur	gl	Signe asymptotique (bilatéral)
Chi-deux de Pearson	19,686a		,003
Rapport de vraisemblance	19,074		,004
N de cas valides	740		
a. 2 cellules (16,7%) ont une fréquence attendue inférieure à 5. La fréquence attendue minimale est de 2,45.			

Tableau de contingence 4 : Groupe d'âge au moment du diagnostic du diabète * Complications du DM : douleurs articulaires

			Douleurs articulaires		Total
			Non	Oui	
Groupe d'âge au moment du diagnostic du diabète	Jeune adulte	Comte			345
		% dans le G.E. au moment du diagnostic de DM	35,1%	64,9%	100,0%
		% à l'intérieur Douleurs articulaires	50,2%	44,9%	46,6%
		du total	16,4%	30,3%	46,6%
	Personnes âgées	Comte			
		% dans le G.E. au moment du diagnostic de DM	27,3%	72,7%	100,0%
		% à l'intérieur Douleurs articulaires	3,7%	4,8%	4,5%
		du total	1,2%	3,2%	4,5%
	Adulte moyen	Comte		230	310
		% dans l'E.G. au moment du diagnostic de DM	25,8%	74,2%	100,0%
		% à l'intérieur Douleurs articulaires	33,2%	46,1%	41,9%
		du total	10,8%	31,1%	41,9%
	Moins de 19 ans	Comte			52
		% au sein de l'E.G. avec un diagnostic de DM	59,6%	40,4%	100,0%
		% à l'intérieur Douleurs articulaires	12,9%	4,2%	7,0%
		du total	4,2%	2,8%	7,0%
Total		Comte	241	499	740
		% dans l'E.G. au moment du diagnostic de DM	32,6%	67,4%	100,0%
		% à l'intérieur Douleurs articulaires	100,0%	100,0%	100,0%
		du total	32,6%	67,4%	100,0%

Tests khi-deux	Valeur	gl	Signe asymptotique (bilatéral)
Chi-deux de Pearson	25,182a		,000
Rapport de vraisemblance	24,083		,000
N de cas valides	740		
a. 0 cellule (.0%) a une fréquence attendue inférieure à 5. La fréquence attendue minimale est de 10.75.			

Sur les 740 sujets de l'échantillon, 42,7 % ont conservé une pression systolique ≥ 130 mmHg (tableau 13). 13,1 % une pression diastolique ≥ 90 mmHg (tableau 14). 4,3 % une pression systolique ≤ 100 mmHg (tableau 15). 6,2 % une pression diastolique ≤ 60 mmHg (tableau 16).

Dx Tension systolique				
	Fréquence	Pourcentage	Pourcentage valide	Pourcentage cumulé
HyperT_Systolique		42,7	42,7	42,7
HypoT_Systolique		4,3	4,3	47,0
Normal	392	53,0	53,0	100,0
Total	740	100,0	100,0	

Dx Tension diastolique				
	Fréquence	Pourcentage	Pourcentage valide	Pourcentage cumulé
HyperT_Diastolique		13,1	13,1	13,1
HypoT_Diastolique	46	6,2	6,2	19,3
Normal	597	80,7	80,7	100,0
Total	740	100,0	100,0	

68,8 % des sujets de l'échantillon s'occupent des tâches ménagères (tableau 17). 9,9 % suivent un enseignement sur place ou à distance (tableau 18). 43,2 % travaillent en personne ou en télétravail (tableau 19).

Tableau 17 : Activité quotidienne : Tâches ménagères				
	Fréquence	Pourcentage	Pourcentage valide	Pourcentage cumulé
Non	231	31,2	31,2	31,2
Oui	509	68,8	68,8	100,0
Total	740	100,0	100,0	

Tableau 18 : Activité quotidienne : étude en face à face ou à distance				
	Fréquence	Pourcentage	Pourcentage valide	Pourcentage cumulé
Non	667	90,1	90,1	90,1
Oui		9,9	9,9	100,0
Total	740	100,0	100,0	

Tableau 19 : Activité quotidienne : travail en face à face ou télétravail				
	Fréquence	Pourcentage	Pourcentage valide	Pourcentage cumulé
Non	420	56,8	56,8	56,8
Oui	320	43,2	43,2	100,0
Total	740	100,0	100,0	

En ce qui concerne les patients avec le diagnostic de diabète sucré : le tableau de contingence 5, met en évidence 31,1 % de maladies chroniques antérieures dans les dyslipidémies ; le tableau de contingence 6, 37,2 % dans les hypertriglycéridémies ; le tableau de contingence 7, 36,1 % dans les maladies cardiaques ; le tableau de contingence 8, 6,5 % dans l'hyperthyroïdie.

Tableau de contingence 5 : Maladies chroniques antérieures : Dyslipidémies * HC : Types de Diabète Mellitus

			HC : Types de diabète sucré				Total
			DM1	DM2	DGest	SM	
EnfCrPr : Dyslipidémies	Non	Comte	45	393	0		445
		% dans EnfCrPr : Dyslipidémies	10,1%	88,3%	,0%	1,6%	100,0%
		% en HC : Types de diabète sucré	75,0%	60,1%	,0%	29,2%	60,1%
		du total	6,1%	53,1%	,0%	,9%	60,1%
	Oui	Comte					230
		% dans EnfCrPr : Dyslipidémies	3,9%	90,0%	,9%	5,2%	100,0%
		% au sein de SC Types de diabète sucré	15,0%	31,7%	100,0%	50,0%	31,1%
		du total	1,2%	28,0%	,3%	1,6%	31,1%
	n/c	Comte			0	5	
		% dans EnfCrPr : Dyslipidémies	9,2%	83,1%	,0%	7,7%	100,0%
		% en HC : Types de diabète sucré	10,0%	8,3%	,0%	20,8%	8,8%
		du total	,8%	7,3%	,0%	,7%	8,8%
Total		Comte		654			740
		% dans EnfCrPr : Dyslipidémies	8,1%	88,4%	,3%	3,2%	100,0%
		% en HC : Types de diabète sucré	100,0%	100,0%	100,0%	100,0%	100,0%
		du total	8,1%	88,4%	,3%	3,2%	100,0%

Tests khi-deux	Valeur	gl	Signe asymptotique (bilatéral)
Chi-deux de Pearson	22,566a		,001
Rapport de vraisemblance	23,193		,001
Linéaire par association linéaire	2,052	1	,152
N de cas valides	740		
a. 4 cellules (33,3%) ont une fréquence attendue inférieure à 5. La fréquence attendue minimale est de ,18.			

Tableau de contingence 6 : Maladies chroniques antérieures : hypertriglycéridémie * HC : Types de diabète sucré

			HC : Types de diabète sucré				Total
			DM1	DM2	DGest	SM	
EnfCrPr : Hypertriglycéridémies	Non	Comte	43	363	0		412
		% dans EnfCrPr : Hypertriglycéridémies	10,4%	88,1%	,0%	1,5%	100,0%
		% en HC : Types de diabète sucré	71,7%	55,5%	,0%	25,0%	55,7%
		du total	5,8%	49,1%	,0%	,8%	55,7%
	Oui	Comte		247			275
		% dans EnfCrPr : Hypertriglycéridémies	4,4%	89,8%	,7%	5,1%	100,0%
		% au sein de SC : Types de diabète sucré	20,0%	37,8%	100,0%	58,3%	37,2%
		du total	1,6%	33,4%	,3%	1,9%	37,2%
	n/c	Comte	5		0		
		% dans EnfCrPr : Hypertriglycéridémies	9,4%	83,0%	,0%	7,5%	100,0%
		% en HC : Types de diabète sucré	8,3%	6,7%	,0%	16,7%	7,2%
		du total	,7%	5,9%	,0%	,5%	7,2%
Total		Comte		654			740
		% dans EnfCrPr : Hypertriglycéridémies	8,1%	88,4%	,3%	3,2%	100,0%
		% en HC : Types de diabète sucré	100,0%	100,0%	100,0%	100,0%	100,0%
		du total	8,1%	88,4%	,3%	3,2%	100,0%

Tests khi-deux	Valeur	gl	Signe asymptotique (bilatéral)
Chi-deux de Pearson	21,226a		,002
Rapport de vraisemblance	22,335		,001
Linéaire par association linéaire	1,485	1	,223
N de cas valides	740		
a. 5 cellules (41,7%) ont une fréquence attendue inférieure à 5. La fréquence attendue minimale est de ,14.			

Tableau de contingence 7 : Maladies chroniques antérieures : Maladies cardiaques * HC : Types de diabète sucré

			HC : Types de diabète sucré				Total
			DM1	DM2	DGest	SM	
EnfCrPr : Maladies cardiaques	Non	Comte	52	389	0		458
		% au sein de l'EnfCrPr : maladies cardiaques	11,4%	84,9%	,0%	3,7%	100,0%
		% au sein de SC : Types de diabète sucré	86,7%	59,5%	,0%	70,8%	61,9%
		du total	7,0%	52,6%	,0%	2,3%	61,9%
	Oui	Comte	5	254			267
		% au sein de l'EnfCrPr : maladies cardiaques	1,9%	95,1%	,7%	2,2%	100,0%
		% en HC : Types de diabète sucré	8,3%	38,8%	100,0%	25,0%	36,1%
		du total	,7%	34,3%	,3%	,8%	36,1%
	n/c	Comte			0	1	
		% au sein de l'EnfCrPr : maladies cardiaques	20,0%	73,3%	,0%	6,7%	100,0%
		% en HC : Types de diabète sucré	5,0%	1,7%	,0%	4,2%	2,0%
		du total	,4%	1,5%	,0%	,1%	2,0%
Total		Comte		654			740
		% au sein de l'EnfCrPr : maladies cardiaques	8,1%	88,4%	,3%	3,2%	100,0%
		% en HC : Types de diabète sucré	100,0%	100,0%	100,0%	100,0%	100,0%
		du total	8,1%	88,4%	,3%	3,2%	100,0%

Tests khi-deux			
	Valeur	gl	Signe asymptotique (bilatéral)
Chi-deux de Pearson	28,958a		,000
Rapport de vraisemblance	33,855		,000
Linéaire par association linéaire	,144	1	,704
N de cas valides	740		

a. 5 cellules (41,7 %) ont une fréquence attendue inférieure à 5. La fréquence attendue minimale est de 0,04.

Tableau de contingence 8 : Maladies chroniques antérieures : Hyperthyroïdie * HC : Types de Diabète Mellitus

			HC : Types de diabète sucré				Total
			DM1	DM2	DGest	SM	
EnfCrPr : Hyperthyroïdie	0	Comte		593			666
		% dans EnfCrPr : Hyperthyroïdie	8,4%	89,0%	,3%	2,3%	100,0%
		% en HC : Types de diabète sucré	93,3%	90,7%	100,0%	62,5%	90,0%
		du total	7,6%	80,1%	,3%	2,0%	90,0%
	1	Comte			0	5	
		% dans EnfCrPr : Hyperthyroïdie	8,3%	81,3%	,0%	10,4%	100,0%
		% en HC : Types de diabète sucré	6,7%	6,0%	,0%	20,8%	6,5%
		du total	,5%	5,3%	,0%	,7%	6,5%
	99	Comte	0		0		
		% dans EnfCrPr : Hyperthyroïdie	,0%	84,6%	,0%	15,4%	100,0%
		% en HC : Types de diabète sucré	,0%	3,4%	,0%	16,7%	3,5%
		du total	,0%	3,0%	,0%	,5%	3,5%
Total		Comte		654			740
		% dans EnfCrPr : Hyperthyroïdie	8,1%	88,4%	,3%	3,2%	100,0%
		% en HC : Types de diabète sucré	100,0%	100,0%	100,0%	100,0%	100,0%
		du total	8,1%	88,4%	,3%	3,2%	100,0%

Tests khi-deux			
	Valeur	gl	Signe asymptotique (bilatéral)
Chi-deux de Pearson	24,208a		,000
Rapport de vraisemblance	18,256		,006
Linéaire par association linéaire	13,240	1	,000
N de cas valides	740		
a. 7 cellules (58,3 %) ont une fréquence attendue inférieure à 5. La fréquence attendue minimale est de 0,07.			

DISCUSSION

Nos résultats concluent que dans cet échantillon de 740 sujets, 56,2% étaient des femmes et 43,8% des hommes. La répartition par âge était la suivante : jeune adulte (moins de 46 ans) 18%, adulte moyen (entre 46 et 65 ans) 50,1%, adulte plus âgé (plus de 65 ans) 28,9% et moins de 19 ans 3%. L'origine était de 33,5% pour le canton de Manta, 49,9% pour le reste de Manabí et 16,6% pour le reste de l'Equateur. Dans l'échantillon, la maladie coronarienne était présente dans 15,9 % des cas, l'insuffisance cardiaque (IC) dans 19,8 % des cas, la maladie cérébrovasculaire (MCV) dans 3,9 % des cas et la maladie artérielle périphérique (MAP) dans 5,5 % des cas. En ce qui concerne les complications dues au diabète, les cas suivants sont survenus avec la fréquence suivante : cardiopathie avec 37,2%, maladie rénale 22%, maladie visuelle 48,9%, fractures osseuses 18,1%, dyslipidémie 35,4%, hypertriglycéridémie 41,8%, pancréatite 7,8%, douleurs articulaires 67,4%, candidose vaginale 9,7%, hypotension artérielle 18,1%, infections urinaires 45,7%, pied diabétique 12,3%, hypoglycémie 24,2%, acidocétose diabétique 19,6%. En ce qui concerne l'adhésion au traitement pharmacologique, 44,7% n'ont pas adhéré à la Metformine ou aux sensibilisateurs ; en ce qui concerne le régime alimentaire, 45,1% n'ont pas adhéré au traitement ; enfin, 63,8% n'ont pas adhéré à l'exercice. Lors des déterminations aléatoires de la pression artérielle, alors que tous les sujets de l'étude présentaient une forme de diabète sucré, 42.7 % ont maintenu une pression systolique élevée (> 129 mmHg) et 13,1 % une pression diastolique (> 89 mmHg) ; en ce qui concerne l'hypotension systolique, seuls 4,3 % ont maintenu une pression systolique réduite (< 100 mmHg) et 6,2 % une pression diastolique (< 60 mmHg).

CONCLUSIONS ET RECOMMANDATIONS

Conclusions

•Le système de santé équatorien n'a pas obtenu une adhésion significative au traitement du diabète sucré sous ses différentes formes de présentation chez les sujets de l'échantillon de cette étude.

•La non-observance la plus importante concerne le traitement diététique et l'exercice physique.

•La pression artérielle systémique lors de déterminations aléatoires s'est avérée élevée dans 42,7 % des cas (pression systolique) et 13,1 % des cas (pression diastolique).

•La pression artérielle systémique lors de déterminations aléatoires s'est avérée avoir diminué la pression systolique (4,3%) et la pression diastolique (6,2%).

•Le plus grand nombre de patients de l'échantillon souffrant d'un certain type de diabète sucré sont engagés dans des travaux ménagers.

Recommandations

•Mettre en place un club de diabétiques efficace au niveau national, coordonné avec chaque municipalité, où chaque famille est formée à la préparation de régimes alimentaires sains et à des routines d'exercices communautaires.

•Relier les universités avec le MSP et les municipalités de l'Équateur pour générer des projets adaptés à chaque communauté tout en respectant les coutumes locales.

BIBLIOGRAPHIE

CDC. (2022). National Center for Chronic Disease Prevention and Health Promotion, Division of Applied Diabetes. https://www.cdc.gov/diabetes/spanish/basics/diabetes.html#:~:text=Le%20diabèt e%20est%20une%20maladie,libère%20dans%20les%20flux%20sanguins%20C3 %ADnéo.

Dowshen S. (2018) Le diabète peut-il être évité ? Trouvez des soins à la Nemours Children's Health. KidsHealth. https://kidshealth.org/es/parents/prevention.html

Fernández-Tresguerres J. A., et al. (2010). Human Physiology, 4th Edition. Chapitre 77 : pancréas endocrine. https://accessmedicina.mhmedical.com/content.aspx?bookid=1858§ionid=13 43699 90.

García-Escovar CA, García-Endara RD (2023). La Encrucijada del Diagnóstico Sindrómico" Tomo Único. Medicina Humana. Fisiopatología. https://drive.google.com/file/d/1_0uIFruJKfZq3nZsyBX_jXXv9R_pFUR6/view? usp=s lièvre_lien.

Hall, J. E., & Guyton, A. C. (2016). Guyton et Hall : Compendium of medical physiology. 3e édition. Barcelone : Elsevier.

Harrison's (2008). Principes de médecine interne, 17e édition, McGraw Hill. Cossio, Fustinoni, Rospide (2001) "Semiología Medica Fisiopatológica", septième édition, CTM Bibliographic Services, Buenos Aires.

Herrera Ponce M. Soledad, Elgueta Rosas Raúl, Fernández Lorca M. Beatriz, Giacoman Hernández Claudia, Leal Valenzuela Daniella, Rubio Acuña Miriam, Marshall De la Maza Pío, Bustamante Palma Felipe (2021). Qualité de vie des personnes âgées chiliennes pendant la pandémie de COVID-19. https://sociologia.uc.cl/wp- content/uploads/2021/07/libro_calidad-de-vida-pm-y-covid-19-.pdf.

José T. Real, Juan F. Ascaso. (2021). Métabolisme des lipides et classification des hyperlipémies. Clinique et recherche en artériosclérose, Vol. 33. Non. S1. pages 3-9 (mai 2021). DOI : 10.1016/j.arteri.2020.12.008

Loya López GM (2012). Physiologie endocrine du pancréas. Endocrinologie-Médecine interne.
Juin 2012. https://slideplayer.es/slide/3385363/

Martín Domínguez Verónica, González Casas Rosario, Mendoza Jiménez-Ridruejo Jorge, García Buey Luisa et Moreno-Otero Ricardo. 2013. " Etiopathogénie, diagnostic et traitement de la stéatose hépatique non alcoolique ". Service du système digestif et CIBERehd (Instituto de Salud Carlos III). Hôpital universitaire de La Princesa, Instituto de Investigación Sanitaria Princesa (IIS-IP). Université autonome de Madrid. Madrid https://scielo.isciii.es/pdf/diges/v105n7/es_punto_vista.pdf

Robbins et Cotran (2015). "Pathologie structurelle et fonctionnelle". 9ème édition, Elsevier Saunders Goldman et Austello. "Cecil Treatise on Internal Medicine", 23e édition, Elsevier Saunders, 2010.

Rodríguez de Cossío A., Rodríguez Sánchez R. (2011). Tests de laboratoire en soins primaires (I). Medicina de Familia. SEMERGEN, Vol. 37. No. 1. pages 15-21. https://www.elsevier.es/es-revista-medicina-familia-semergen-40-articulo-pruebas- laboratorio-atencion-primaria-i--S1138353559310003667.

Rojas J (2022). Normes de soins pour le diabète 2022 - Directive de l'ADA. La Escuelita Médica.
Service de médecine interne de l'hôpital de León.
https://escuelitamedica.com/2022/03/21/estandares-de-atencion-de-la-diabetes-2022- guia-ada/

Rojas Martínez, JA., Céspedes Salazar C., (2014). Syndromes de résistance aux hormones dus à la pathologie des récepteurs : mécanismes moléculaires et phénotypes cliniques. Revista Especializada Endocrinología Pediátrica, volume 5, numéro 2. https://www. endocrinologiapediatrica.org/revistas/P1-E10/P1-E10-S308-A210.pdf.

Rondon-Berrios H. (2011). Avances en la fisiopatología del edema en el síndrome nefrótico [Nouvelles connaissances sur la physiopathologie de l'œdème dans le syndrome néphrotique]. Nefrologia : publicacion oficial de la Sociedad Espanola Nefrologia, 31(2), 148-154. https://doi. org/10.3265/Nefrologia.pre2010.Nov. 10724

Ros, E., Martínez-González, M. A., Estruch, R., Salas-Salvadó, J., Fitó, M., Martínez, J. A., et Corella, D. (2014). Régime méditerranéen et santé cardiovasculaire : enseignements de l'étude PREDIMED. Advances in nutrition (Bethesda, Md.), 5(3), 330S-6S. https://doi.org/10.3945/an.113.005389.

Sánchez, Alejandra Consuelo, & García Aranda, José Alberto (2012). Pancréatite
aiguë. Bulletin médical de l'Hôpital des enfants de Mexico, 69(1), 3-10. Consulté le 7 novembre 2021, à l'adresse
http://www.scielo.org.mx/scielo.php?script=sci_arttext&pid=S1665-11462012000100002&lng=fr&tlng=fr.

Stephen J. McPhee, SJ. Gary D. Hamme, GD (2015). Pathophysiology of disease : an introduction to clinical medicine. 7e édition, McGraw Hill.

West M. (2021). 7 façons de prévenir le diabète de type 2. https://www.medicalnewstoday.com/articles/es/prevencion-de-la-diabetes-tipo-2

ANNEXES

Consentement libre, préalable et éclairé.

https://docs.google.com/document/d/1zJHSWUEBM67Fjfpht7zFw0TWjT0GQT oO/edi t?usp=sharing&ouid=100806589038264328005&rtpof=true&sd=true

Formulaire de collecte de données.

https://docs.google.com/spreadsheets/d/1jx3q5YnAQsPWq44Y_DrWOOsjxAUIj LkxrIz MJx-YYyo/edit?usp=share_link

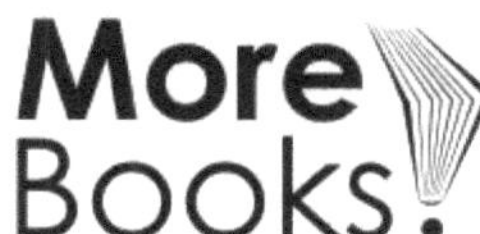

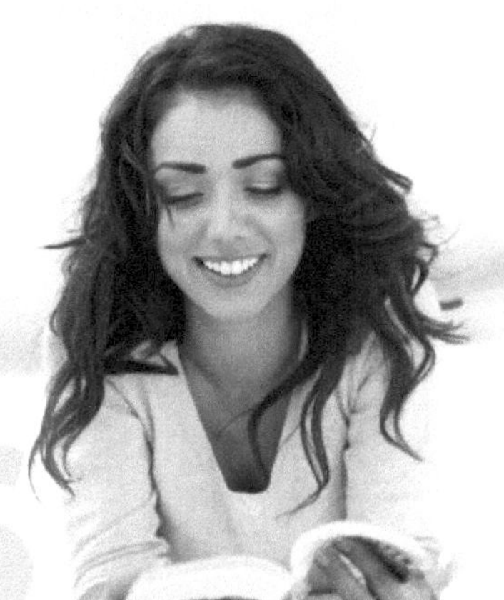

I want morebooks!

Buy your books fast and straightforward online - at one of world's fastest growing online book stores! Environmentally sound due to Print-on-Demand technologies.

Buy your books online at
www.morebooks.shop

Achetez vos livres en ligne, vite et bien, sur l'une des librairies en ligne les plus performantes au monde!
En protégeant nos ressources et notre environnement grâce à l'impression à la demande.

La librairie en ligne pour acheter plus vite
www.morebooks.shop

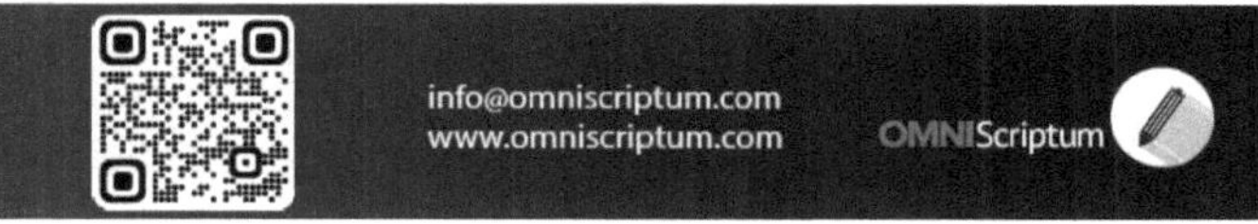

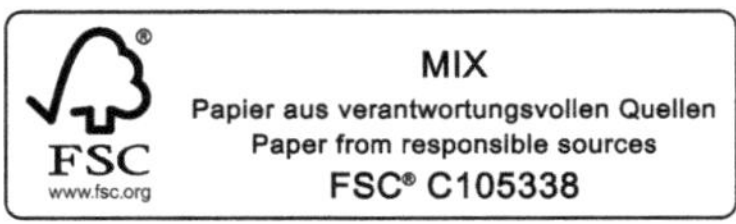

Printed by Books on Demand GmbH, Norderstedt / Germany